Sexuelle Freiheit aufgedeckt

Thérèse Hargot

Sexuelle Freiheit aufgedeckt

mit Vorwort und Ergänzungen von
Jakob Pastötter

Aus dem Französischen übersetzt von
Lydia Lundbeck

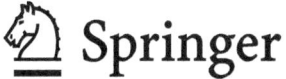

Thérèse Hargot
Collège Stanislas
Paris, Frankreich

ISBN 978-3-662-54766-3   ISBN 978-3-662-54767-0 (eBook)
DOI 10.1007/978-3-662-54767-0

Die Deutsche Nationalbibliothek verzeichnet diese Publikation in der Deutschen Nationalbibliografie; detaillierte bibliografische Daten sind im Internet über http://dnb.d-nb.de abrufbar.

© Springer-Verlag GmbH Deutschland 2018
Übersetzung der französischen Ausgabe: *Une jeunesse sexuellement libérée* von Thérèse Hargot, erschienen bei Éditions Albin Michel 2016, © Éditions Albin Michel, Paris, 2016
Das Werk einschließlich aller seiner Teile ist urheberrechtlich geschützt. Jede Verwertung, die nicht ausdrücklich vom Urheberrechtsgesetz zugelassen ist, bedarf der vorherigen Zustimmung des Verlags. Das gilt insbesondere für Vervielfältigungen, Bearbeitungen, Übersetzungen, Mikroverfilmungen und die Einspeicherung und Verarbeitung in elektronischen Systemen.
Die Wiedergabe von Gebrauchsnamen, Handelsnamen, Warenbezeichnungen usw. in diesem Werk berechtigt auch ohne besondere Kennzeichnung nicht zu der Annahme, dass solche Namen im Sinne der Warenzeichen- und Markenschutz-Gesetzgebung als frei zu betrachten wären und daher von jedermann benutzt werden dürften.
Der Verlag, die Autoren und die Herausgeber gehen davon aus, dass die Angaben und Informationen in diesem Werk zum Zeitpunkt der Veröffentlichung vollständig und korrekt sind. Weder der Verlag noch die Autoren oder die Herausgeber übernehmen, ausdrücklich oder implizit, Gewähr für den Inhalt des Werkes, etwaige Fehler oder Äußerungen. Der Verlag bleibt im Hinblick auf geografische Zuordnungen und Gebietsbezeichnungen in veröffentlichten Karten und Institutionsadressen neutral.

Planung: Marion Krämer
Einbandentwurf: deblik, Berlin
Einbandabbildung: deblik, Berlin

Gedruckt auf säurefreiem und chlorfrei gebleichtem Papier

Springer ist Teil von Springer Nature
Die eingetragene Gesellschaft ist Springer-Verlag GmbH Deutschland
Die Anschrift der Gesellschaft ist: Heidelberger Platz 3, 14197 Berlin, Germany

*Für den Mann meines Lebens,
für jedes meiner Kinder.
Ohne sie wäre dieses Buch schon vor zehn Jahren geschrieben worden,
aber durch sie konnte es in mir reifen.*

Vorwort

Was Thérèse Hargot beschreibt, ist die Realität hinter der Realität eines Sexualitätsverständnisses, das sich als kleinster gemeinsamer Nenner etabliert hat, nachdem Sex durch das „Stahlbad des Fun" gegangen ist, wie Theodor W. Adorno das Paradox der Unterhaltungsindustrie charakterisiert hat. Das Bemerkenswerte daran ist, dass sich dieses Ergebnis am Ende eines Prozesses eingestellt hat, der von Akteuren vorangetrieben wurde, die eigentlich Antagonisten sind. Das Seelen verschmelzende Liebesideal der Romantik hat ebenso dazu beigetragen wie die dank des Internets mittlerweile omnipräsente Hardcore-Pornografie, die Einzug auf Schulhöfen und in Kinderzimmern gefunden hat. Der pharmazeutische und medizinische Fortschritt gehört zu den Treibern dieser Entwicklung im gleichen Maße wie der Feminismus, der dazu führen kann, dass Sexualität von Schwangerschaft und Kindererziehung getrennt wird.

Ein weiterer wichtiger Akteur im heutigen Verständnis von sexueller Befreiung ist die Sexualpädagogik, die Kinder und Jugendliche zu stark auf ihre Körper und ihre Sexualität fokussiert. Da die Sexualpädagogik aber selbst keine theoretische Fundierung ihrer Definition von Sexualität unternimmt, wird diese von ihr als bloßes „Ding an sich" vermittelt, das nicht eingebunden ist in die lebendigen, ganzheitlichen Beziehungen erwachsener Menschen.

Genau um diese Grundbedingung geht es Thérèse Hargot aus ihrer über zehnjährigen Erfahrung als Sexualerzieherin heraus, weil sie aus erster Hand erfahren hat, dass die Sexualaufklärung in Verbindung mit der sexuellen Spaßkultur zu einer Scheinaufklärung führt, in der Sexualität nur als Konsumgut wahrgenommen wird. Dadurch bleibt sie flach und unbefriedigend. Dass das kein kulturpessimistisches Menetekel ist, sondern sehr real als Verunsicherung und Leere empfunden wird, weiß Hargot aus ihrer Arbeit als Sexualtherapeutin.

Als Philosophin gelingt es ihr, die verschiedenen, letztlich sexualfeindlichen Denkfehler und Faktoren aufzudecken und zu analysieren. Sie steht damit in der Tradition des großen Soziologen Zygmund Bauman, des Kulturphilosophen Slavoj Zizek und des Nestors der Kritik an Sexualität als Konsumgut, Aldous Huxley. Dieser hatte allerdings beim Verfassen seiner „Schönen neuen Welt" nicht ahnen können, wie schnell sich unsere westliche Zivilisation ganz ohne sichtbaren Zwang und Druck den Vorgaben eines ökonomischen Utilitarismus, bezogen auf den intimsten und privatesten Kern des Individuums, unterwerfen würde.

Dem kann und muss ein denk-revolutionärer Akt entgegengesetzt werden: die Rückaneignung einer erwachsenen sexuellen Souveränität und Individualität, um die Sexualität wirklich zu befreien. Hargot hat mit ihrem Buch dem weit verbreiteten Unbehagen an der westlichen Sexualkultur Stimme und philosophische Substanz verliehen. Es sollte Pflichtlektüre für alle Sexualpädagogen und Journalisten sein, die ein hohes Maß an Verantwortung dafür tragen, dass Sexualität wieder die Bedeutung erhält, die ihr zusteht.

In meiner eigenen Beratungstätigkeit sind mir die Fragen von Jugendlichen, die Hargot thematisiert, genauso begegnet wie die Verunsicherung der Erwachsenen im Umgang damit. Herrscht in Frankreich ein sehr rationaler und technokratischer Blick auf Sexualität vor, wird sie bei uns vor allem als etwas „nur Natürliches" angesehen. Das verkennt, dass Sexualität beim Menschen auch immer kulturellen und gesellschaftlichen Einflüssen unterliegt. Zudem muss betont werden: Wer jeden Zwang ablehnt, erschafft damit einen neuen Zwang, der die ganze Last des Erreichens von Glück und Zufriedenheit dem Einzelnen aufbürdet, obwohl er auch im gegenwärtigen Gesellschaftssystem alles andere als autonom und frei ist. Beiden Sichtweisen, der technokratischen wie der natürlichkeitsfixierten, fehlt deshalb nicht zufällig die Sensibilität für die emotionale und die entwicklungspsychologische Dimension von Sexualität.

Es erschien sinnvoll, die Beobachtungen aus dem französischen Schulunterricht und der Beratungspraxis durch Erklärungen zu ergänzen, die den deutschen Blick einbringen, um sie für die Leser hier besser verständlich zu machen. Sie stehen in grau hinterlegten Boxen jeweils am Kapitelende. Das Ziel ist es, zum Nachdenken und Nachfragen anzuregen und sich nicht mit den vorgefertigten Aussagen der professionellen Vermittler von „sexueller Bildung" zufrieden zu geben, denn professionell heißt auch hier, dass es sich um ein Geschäftsmodell handelt.

April 2017 Jakob Pastötter

Weiterführende Literatur

[1] Bauman, Zygmunt (2009) Leben als Konsum, Hamburger Edition, Hamburg
[2] Bauman, Zygmunt (2003) Liquid Love: On the Frailty of Human Bonds, Polity Press, Cambridge
[3] Freitag, Tabea, Pastötter, Jakob (Vorwort) (2015) Fit for Love? Praxisbuch zur Prävention von Internet-Pornografie-Konsum: Eine bindungsorientierte Sexualpädagogik, Return, Hannover.
[4] Guggenbühl, Allan (2000) Pubertät – echt ätzend. Gelassen durch die schwierigen Jahre. Herder Spektrum: Freiburg
[5] Haffner, Peter (2015) Zygmunt Bauman. Die Welt, in der wir leben. Liebe, Arbeit, Glück und Konsum. Das ganze Leben. Ein Gespräch mit Zygmunt Bauman. Das Magazin, Tamedia, Zürich 4. Juli 2015, http://www.haus-des-verstehens.ch/tagebuch-blog/1566-die-welt-in-der-wir-leben.html

[6] Herzog, Dagmar (2005) Die Politisierung der Lust: Sexualität in der deutschen Geschichte des 20. Jahrhunderts. Siedler Verlag, München
[7] Herzog, Dagmar (2013) Paradoxien der sexuellen Liberalisierung (Hirschfeld-Lectures) Wallstein, Göttingen
[8] Herzog, Dagmar (2007), Sex After Fascism: Memory and Morality in Twentieth-Century Germany, Princeton University Press
[9] Herzog, Dagmar (2011), Sexuality in Europe: A Twentieth-Century History (New Approaches to European History) by Dagmar Herzog, Cambridge University Press
[10] Juul, Jesper (2010) Pubertät – Wenn Erziehen nicht mehr geht. Gelassen durch stürmische Zeiten. Kösel, München
[11] Wettstein, Harri (2012) Den Geheimcode des Körpers kennen: Grundlagen der Sexualökologie. Für junge Frauen und Männer. Frieling & Huffmann, Berlin
[12] Wettstein, Harri, Pastötter, Jakob (2016), Sexualaufklärung und Herausforderung Pornographie: Zur digitalen Wirklichkeit des Porno-Konsums bei Jugendlichen. Springer, Stuttgart
[13] Winterhoff, Michael (2009) Tyrannen müssen nicht sein. Warum Erziehung allein nicht reicht – Auswege. Gütersloher Verlagshaus, Gütersloh
[14] Winterhoff, Michael (2008) Warum unsere Kinder Tyrannen werden. Oder: Die Abschaffung der Kindheit. Gütersloher Verlagshaus, Gütersloh
[15] Žižek, Slavoj (2001) Die gnadenlose Liebe. Suhrkamp, Frankfurt
[16] Žižek, Slavoj (1999) Sehr innig und nicht zu rasch. Zwei Essays über sexuelle Differenz als philosophische Kategorie. Turia + Kant, Wien

Inhaltsverzeichnis

Einleitung	1
Die Porno-Tyrannei	9
Das Paar, das neue Ideal der Jugend	31
Homosexuell sein oder nicht – das ist die Frage, die sich nicht stellt	49
„Zieh dir was über!" oder der Umgang mit Gefahren	63
Mein Körper gehört mir – den anderen auch	81
Verhütung – ich liebe dich auch nicht	101

Abtreibung – Kundendienst nach der Verhütung 121

Zurück zu den Geschlechterstereotypen
in Zeiten der Gleichheit 145

Papa ist mein bester Freund – Papa
ist nie da 165

Eine befreite Frau sein … 179

Schlusswort 195

Hinweise der Autorin

Diese Abhandlung ist aus Zeugnissen, Fragen und authentischen Berichten entstanden, die ich in etwa zwölfjähriger Praxis erfahren habe. Ich teile sie hier, weil ich Ähnliches immer wieder höre. An keiner Stelle schreibe ich über einen individuellen Fall. Die Vornamen sind verändert, um die Anonymität zu gewährleisten.

Einige Geschichten wurden für die leichtere Lesbarkeit vermischt oder ein bisschen romantisiert, aber die Wahrheit ist nicht beschnitten worden. Was mir täglich berichtet wird, ist in der Realität meistens sehr viel roher und schmutziger, aber ich habe mich bewusst zurückgehalten vor allzu schamloser oder schockierender Darstellung.

Die Generation, die ich hier zu Wort kommen lasse, stammt aus der bürgerlichen Mittelschicht in Paris, Brüssel oder New York, den großen Städten, in denen ich gelebt habe. Es sind Menschen, die in unserer westlichen Gesellschaft geboren und aufgewachsen sind.

Einleitung

„Also ehrlich! Man muss doch die Ware erst mal testen!", ruft mir Theo von der letzten Reihe zu. Die Mädchen grinsen verlegen. Die Jungs brechen in ein freches Lachen auf Kosten ihrer Klassenkameradinnen aus. „Ja, echt, solange man jung ist, soll man Erfahrungen beim Sex machen, damit man, wenn man eines Tages die Richtige trifft, weiß, wie's geht", rechtfertigt sich sein Banknachbar. Mit ihren 15 Jahren sind sie unglaublich pragmatisch. „Naja, vor allem hat man Lust, alles auszuprobieren. Das ist doch normal, oder? Irgendwann willst Du einfach mal wissen, wie es in echt ist. Ich meine, du schaust diese Sachen an, und du fragst dich, wie es wohl wäre." Unnötig zu fragen, woher er diese einschlägigen Filme hat, man weiß alles über diese Sorte von Filmen, über die Alexandre gesprochen hat. „Jeder guckt sowas an!" „Im Grunde fragst du dich: Bin ich auch dazu in der Lage?" – und das ist die eigentliche Frage: „Zu was in der Lage?" frage ich ihn. „In der Lage, Spaß zu haben!", ruft er, bevor er noch hinzufügt, als wollte er etwas wiedergutmachen: „Und zu geben, natürlich". Es sind gute Jungs, und nett, wirklich.

„Und die Mädchen – sagt ihr nichts?" Sie sind still geblieben. Ich versuche eine Reaktion hervorzulocken, vergeblich. „Sie sind ganz unserer Meinung", unterbricht Baptiste, „sie trauen sich nur nichts zu sagen, damit sie keinen schlechten Ruf kriegen! In Wahrheit ist es doch so: Wenn ein Typ mit vielen Mädchen schläft ist, er ein toller Kerl, aber ein Mädchen, das mit vielen Typen schläft, ist eine Schlampe." Resigniert zucken die Mädchen mit den Schultern. „Wir haben uns daran gewöhnt. So ist das halt", erklärt mir Lisa. Der Schüler aus der ersten Reihe fügt noch an: „Es gibt ein Sprichwort: Ein Schlüssel, der viele Schlösser öffnet, ist ein guter Schlüssel. Aber ein Schloss, das sich von vielen Schlüsseln öffnen lässt, ist ein schlechtes Schloss. So ist das."

Hier unterbreche ich an diesem Mittwochmorgen in der 10. Klasse. Vor mir sitzen unsere kleinen Brüder und Schwestern, Ihre Kinder, Ihre Enkel. Die Szene findet in einem großen Pariser Lycée statt: Das ist die Crème de la Crème, die Erben der französischen Kultur, die zukünftige Elite des Landes.

Ich schaue sie ungläubig an. Von außen betrachtet sind diese jungen, klugen Mädchen frei, ihre Zukunft selbst zu bestimmen, und dennoch lassen sie sich ohne mit der Wimper zu zucken wie käufliche Ware behandeln, wie ein Versuchskaninchen, wie eine Schlampe oder wie ein Schloss. Sie haben sich an solche Bemerkungen gewöhnt und sich schließlich untergeordnet. Fügsamer geht kaum mehr! Die Jungen hingegen haben perfekt internalisiert, dass sie Leistung bringen müssen, um sexuell Erfolg zu haben. Auf einen Schlag ist all ihre gute Erziehung weggefegt, nach der man andere, insbesondere Frauen, respektiert. Das Streben nach Vergnügen rechtfertigt den Gebrauch aller Mittel, von den ersten Erfahrungen mit Hilfe von Pornos bis hin zu praktischen Experimenten mit denjenigen, die das mit sich machen lassen. Die Mädchen haben genau denselben Wunsch, sich in der Kunst der Liebeslust zu vervollkommnen. Ja, sie setzen alles daran, alles richtig zu machen. Es sind gute Schüler, und da wird's interessant.

50 Jahre sind seit der berühmten sexuellen Revolution vergangen, die die Frauen von den Fesseln und Zwängen der gutbürgerlichen, jüdisch-christlich geprägten Gesellschaft befreit hat. Diese Revolution, die die Tabus aufgehoben hat, die die Verbote überschritten hat, die eine Sexualität frei von dem Zwang zur Fortpflanzung ermöglicht hat, indem Verhütung und Abtreibung zugelassen wurden. Diese Revolution, die die freie Liebe propagierte nach dem Motto: „Wer zweimal mit der Gleichen pennt, gehört schon zum Establishment" und „Hauptsache, es macht Spaß". Ich war kein Teil davon. Genau wie Theo, Alexandre und Lisa bin ich erst später geboren und in einer Gesellschaft aufgewachsen, die von sich behauptet, sexuell befreit zu sein. Wir gehören zur zweiten Generation, wir sind die Enkel der 68er, die Enkel der sexuellen Revolution.

Als würdige Erben haben wir ein kulturelles und ideologisches Gedankengut mitbekommen, das weitreichende Auswirkungen auf unsere Beziehung zu unserem Körper, auf unsere Sexualität, unsere Fruchtbarkeit und auf die Liebe hat. Es scheint, als müssten wir uns darüber freuen, denn auf der Welt wird immer noch die große Mehrheit von Frauen von männlicher Vorherrschaft unterdrückt, und es gibt viele Menschen, die ihre Sexualität nicht so leben können, wie sie möchten. Das ist eine Tatsache. Aber sich stolz unserer Freiheit zu brüsten, das ist doch etwas anderes! Wenn ich höre, wie Jungen Frauen mit käuflicher Ware vergleichen, bin ich nicht sicher, ob ich unser westliches Modell so glorifizieren möchte. In Ordnung, sie tauschen sie nicht gegen Kamele, aber auch nur, weil sie es nicht nötig haben: Die jungen Mädchen bieten ihnen ihre Liebesdienste selbst an.

Nach so vielen Jahren hätte man doch hoffen können, dass „Peace" und „Love" unter den Jugendlichen herrscht. Aber nun ja, wie soll man es ausdrücken. Das sind nicht genau die Begriffe, die meine Generation am besten beschreiben … Aber das ist auch nicht sehr überraschend. Seit dem Kindergarten jagt man uns mit Aids Schrecken ein. Wir sind übersättigt mit sexuellen Bildern, gefüttert mit Pornos – vielen Dank auch! Durch die Pille sind einige von uns zu Behinderten geworden. Oh, nichts Schlimmes, im besten Fall nur einige Herz-Kreislauf-Unfälle, die zu Lähmungen geführt haben, zu Sprachstörungen und Epilepsie. Wenn man sich noch keine durch Sex übertragbare Infektionskrankheit zugezogen hat, so grenzt das schon an ein Wunder. Junge Paare schwören sich, dass sie auf keinen Fall alles so falsch machen wollen wie ihre Eltern. Schon von klein auf werden wir einerseits bombardiert mit Werbung, in der Frauen ultrasexy und erregend dargestellt werden, und andererseits sind wir natürlich ganz emanzipiert und stimmen dem feministischen Leitgedanken zu, dass Frauen nicht als Sexualobjekte behandelt werden dürfen – und dass die Frauen sich gegen eine solche Behandlung wehren sollen, dürfen, müssen. Man muss erfolgreich sein, erfolgreich im Beruf, beim Sex, in der Ehe, bei der Kindererziehung. Wir müssen erfolgreich sein im Glücklichsein, ja, Glücklichsein ist unsere Aufgabe. Wir sind also keineswegs „Peace" und noch weniger „Love": Wir sind eine Generation der Ängstlichen!

Was haben wir mit der sexuellen Befreiung gemacht? Ich gebe die Frage an Sie, die Leser, zurück! Können wir mit diesem Erbe denn überhaupt etwas anderes machen? Freie Liebe ist inzwischen beängstigend. Wir ersticken daran, genauso wie unsere Eltern sich von den Verboten eingesperrt fühlten. In unserer Freiheit sind wir dazu verdammt, ständig unser Leben neu zu erfinden. Alles kann frei gewählt werden, von unserer sexuellen Orientierung bis zu unseren Kindern, von unseren Liebschaften bis zu unserer Verhütung. Und für diese Wahl tragen wir ganz alleine die Verantwortung. In den Philosophiebüchern wirkt diese Idee verführerisch. Aber in der Realität muss man mit dem Druck, dem wir durch diese Freiheit ausgesetzt sind, auch umgehen lernen. Zwischen den schönen Ideen der zweiten Hälfte des 20. Jahrhunderts und der Wirklichkeit von echten Menschen im echten Leben vergrößert sich die Diskrepanz immer mehr. Sind wir bereit, uns dem zu stellen, was unsere Gesellschaft an Sackgassen und Ängsten produziert hat? Das wird nötig sein, wenn wir die Entwicklungen korrigieren und zukünftige Generationen bestmöglich begleiten wollen.

Das Terrain ist vermint, hatte man mich vorgewarnt. Das Feld der Erziehung in Sachen Gefühle, Beziehungen und Sex ist verwüstet worden durch jahrelange ideologische Grabenkriege. Aber ich habe sie nicht miterlebt. Ich bin mit dem Recht auf Empfängnisverhütung und Abtreibung geboren, diese Debatten sind nicht meine eigenen. Die gleichgeschlechtliche Ehe ist in meinem Land Belgien ohne größere Diskussionen eingeführt worden, als ich 19 war, und ich habe in New York gelebt, als Frankreich heiß darüber diskutierte. Ich habe nie die Bahnen geebnet. Als ich im Sommer 2013 nach Paris kam, war diese Schlacht geschlagen.

Aber kaum hatte ich meinen Fuß über die Türschwelle einer großen Pariser Schule gesetzt, wurde ich schon darum gebeten, diese Erziehungsaufgabe bei den Schülern zu übernehmen, denn die Schulleitung wusste wohl um die Wichtigkeit.

Seit zehn Jahren arbeite ich nun schon im Bereich der Erziehung und Begleitung von jungen Menschen in Paris, New York und Brüssel. Ich habe, soweit es eben ging, versucht, Stolpersteine zu umgehen. Wo immer ich hingekommen bin, habe ich versucht, Räume des Dialogs zu eröffnen und das Nachdenken über unsere Gefühle, unsere Beziehungen und unseren Sex zu ermöglichen. Ich habe in dieser Zeit Tausende von Heranwachsenden und jungen Erwachsenen dazu gebracht, über Sex zu sprechen. Ich habe sie provoziert, ich habe sie an ihre Grenzen gebracht, damit sie in Freiheit aufwachsen können. Jede ihrer Fragen, ihrer Geständnisse und ihrer Bemerkungen bereichert mich. Täglich mit Jugendlichen zu arbeiten ist anstrengend und bietet keine Gelegenheit zur

Selbstzufriedenheit: Man wird ständig infrage gestellt. In meiner Praxis werden viele Geständnisse abgelegt. Meine Schweigepflicht löst ihre Zungen, und das sind wirklich bewegende Beichten!

Ich interveniere wie eine große Schwester, die die Jüngeren perfekt versteht. Allerdings, das muss ich zugeben, sind wir heute mit ganz neuen Phänomenen konfrontiert. Zum Beispiel das Internet. In meiner Jugend war es nicht frei verfügbar. Man denkt, das würde nichts ausmachen, aber es macht einen großen Unterschied, weil Pornografie früher nicht so frei zugänglich war wie heute. Es gab einen Computer für die ganze Familie, und der stand mitten im Haus, einsehbar für alle. Aber als mir neulich meine 16-jährigen Schüler großspurig erklärten: „Da hatte man keine Smartphones an der Schule", da habe ich gedacht, man ist damals auch nicht so schnell erwachsen geworden. Die technischen Entwicklungen beschleunigen und akzentuieren den kulturellen Wandel.

Ich betrachte unsere Gesellschaft von drei verschiedenen Beobachtungsposten aus. Mit diesen Ausführungen möchte ich Ihnen gerne diese Blickwinkel weitergeben. Die erste Perspektive ist die einer jungen, 30-jährigen Frau, verheiratet und Mutter von drei Kindern. Die zweite Perspektive ist die einer Lehrbeauftragten für Gefühle, Sex und Beziehungen mit zehn Jahren praktischer Erfahrung. Die dritte Perspektive hat ihren Ursprung in den Erfahrungen in meiner sexualtherapeutischen Praxis, wo Männer und Frauen zu mir kommen, mir von ihren Nöten berichten und Begleitung und Beratung bei den Herausforderungen des Lebens erbitten. Mithilfe dieser Zeugnisse und vollkommen authentischen Geschichten möchte ich Ihnen meine Sicht nahebringen, damit Sie sehen, was ich sehe, hören, was ich höre, und ich möchte mit Ihnen teilen, was ich erlebt habe. Auf diese Weise können Sie, zumindest für die Zeit der Lektüre, aus den vorgefertigten Denkschemata heraustreten, die unsere Entwicklung geprägt haben, und die Sache aus einem anderen Blickwinkel betrachten.

Dieses Buch soll eine Einladung sein, die Freiheit der Gedanken selbst zu leben, und wer weiß, vielleicht kann es eine Keimzelle sein, aus der sich neue Lebensmöglichkeiten entwickeln.

Die Porno-Tyrannei

„Wenn man noch Fragen hat, braucht man sowieso bloß auf YouPorn zu gehen", erklärt lautstark der 10-jährige, der aussieht als könnte er kein Wässerchen trüben. Schade nur, dass ich am Ende meiner Schulstunde in der 4. Klasse keine Zeit mehr habe, all die Fragen der Schüler über den Anfang des Lebens und die Pubertät ausführlich zu beantworten. Wenn also das Internet jetzt diesen Job übernehmen kann, sind wir diese lästige Pflicht endlich los. „Sag mal, woher kennst Du diese Internetseite eigentlich?", frage ich beim Hinausgehen. „Ach, ich hab einen großen Bruder", entgegnet er stolz. „Ach, wirklich? Wie alt ist er denn, dein großer Bruder?" „Der ist schon 13!"

Ausgestattet mit einer unglaublichen Leichtigkeit im Umgang mit dem Internet, stellt es für die Jugendlichen, die mit dem PC aufgewachsen sind, ihre erste und wichtigste Informationsquelle dar. Es ist also nicht ungewöhnlich, dass ein 10-Jähriger weiß, wo er sich Informationen zu drängenden Fragen beschaffen kann. Auf besagter Internetplattform sind hunderttausende Videos mit pornografischem Inhalt frei zugänglich. Um es ganz deutlich zu sagen: Es handelt sich hier nicht um die Unterwäsche-Seiten eines Versandkatalogs, die früher manche erregend fanden. Es geht hier auch nicht um erotische Filme von *„Peace and Love"* der 1970er-Jahre. Die Pornografie, die dieser Junge empfiehlt, besteht aus Großaufnahmen von Genitalien und der erogenen Zonen. In jeder dieser Geschichten sind die Akteure oder Amateure letztlich nur nacktes, kopulierendes Fleisch, was sicherlich auf den ersten Blick den Fantasievorstellungen der Schaulustigen entspricht, aber im Grunde findet alles nach festen stereotypen Regeln statt. Dieser Wunsch, alles zu zeigen, enthüllt lediglich den mechanischen Akt und reduziert die Sexualität auf technische Fertigkeiten, die es für besonders lustvolles Erleben zu beherrschen gilt.

Porno-Banalität, Porno-Konformität

„Muss man Sodomie akzeptieren?" „Ist es normal, sich Sex-Videos mit seinem Freund anzuschauen?" „Muss man wirklich masturbieren?" „Ist es schlimm, wenn man noch keinen Sex hatte?" „Ist es schon Fremdgehen, wenn man Oralverkehr hat?" „Wann soll man zum ersten Mal Sex haben?" Die Fragen sprudeln aus den Jugendlichen heraus und ähneln sich oft. „Muss man?" „Darf man?" „Ist das normal?" „Ist das gut, ist das schlecht?": Es geht immer um Normen, um Pflichten und um Moral. Aus einem „Muss man verheiratet sein, damit man Sex haben darf?" ist ein „Muss man vor der Ehe Sex gehabt haben?" geworden. Wie sehr hat die sexuelle Revolution unseren Umgang mit Sexualität eigentlich verändert? Im Grunde gar nicht – abgesehen von einer Umkehrung der Normen. Es handelt sich um eine vollständige Kehrtwende, das ist alles.

Die „normale" Sexualität der Jugendlichen besteht mittlerweile darin, so viele und so viele verschiedene sexuelle Erfahrungen zu sammeln wie möglich. Jungfräulichkeit und Naivität sind bei den Gleichaltrigen schlecht angesehen. Man ist von einem Extrem ins andere gefallen, aber eigentlich hat sich nur die Sichtweise verändert. Was ist normal? Was ist nicht mehr normal? Was muss man machen und was nicht? Die Sorge, ob man sich gruppenkonform verhält, ist erheblich wichtiger als neue Verhaltensweisen. Warum? Ganz einfach, weil die Norm Sicherheit gibt. Und als Heranwachsender braucht man immer wieder Bestätigung angesichts der vielen Unsicherheiten und Ängste, die die Veränderungen während der Pubertät mit sich bringen. Es besteht ein sehr großes Bedürfnis nach Sicherheit, und man meint, die Norm würde diese Sicherheit geben.

Ich sage, vermeintlich gibt die Norm Sicherheit. Denn man kann nicht behaupten, die geltenden Normen wären tatsächlich dazu geeignet! Ehrlich gesagt, hört man bei den Erwachsenen hinter vorgehaltener Hand oder im vertraulichen Gespräch genau dieselben Fragen. Bei ihnen gibt es genau dasselbe Bedürfnis nach Bestätigung und Sicherheit. „Muss man Sodomie akzeptieren?" ist z. B. eine Frage, die sich in allen Altersgruppen stellt ebenso wie „Mein Mann möchte, dass wir gemeinsam Pornos anschauen. Muss ich das akzeptieren? Er sagt, ich bin verklemmt." Oder sehr jung und als Jungfrau in die Ehe zu gehen gilt nicht nur als unnormal, sondern vielmehr als altmodisch und lächerlich. Aber zusammen zu wohnen, spät zu heiraten (oder überhaupt nicht zu heiraten) ist normal … und, wenn man es genau betrachtet, eine bedauerliche Konformität! Ja, das ist bedauerlich, weil der Einzelne glaubt, sein Gefühls- und Sexualleben unabhängig von allen Verboten, Regeln und Institutionen zu führen, während er sich unbewusst doch genau entsprechend den neuen Geboten unserer Zeit wie etwa „man muss", „man soll" und „das ist normal", verhält.

Schließlich könnte man sagen, dass die Entwicklung der westlichen Gesellschaft, die von sich selbst behauptet, sie sei sexuell befreit, in Wirklichkeit in ihren Kinderschuhen stecken geblieben ist. Diese Gesellschaft hat die moralischen Prinzipien der jüdisch-christlichen Kultur infrage gestellt, hat sich gegen Verbote erhoben und sie stolz überwunden und sich von jeder Autorität losgesagt. Aber sie ist in Bezug auf die Sexualität vollkommen unreif und unmündig geblieben. Diese Unmündigkeit besteht vor allem im bewussten oder unbewussten Wunsch, „es recht zu machen". „Es recht machen" bedeutet zu tun, was man tun soll, egal wer dieses „man" ist. Die Mündigkeit würde im Gegensatz dazu darin bestehen, wählen zu können und so leben zu können, wie es für mich persönlich am besten ist. Aber was kann man auch erwarten von einer Revolution, die in sich selbst schon den Widerspruch trägt, der in dem berühmten Slogan zum Ausdruck kommt: „Es ist verboten zu verbieten"? Das ist die Moral einer Epoche, die alles abschaffen wollte: Sie ist im Verbot stecken geblieben.

„Aber die Sprache ist doch befreit. Wenn Sie nur an die Fragen der Jugendlichen denken. Daran erkennt man doch schon eine Vielfalt an Ansichten und an sexuellen Erfahrungen. Sie haben einen so reichhaltigen und detaillierten Wortschatz zu diesem Thema, für Nichteingeweihte manchmal fast unverständlich. Wir haben das in ihrem Alter so nicht gesagt", erklären mir die Eltern. Es ist wahr, ihr Vokabular hat sich enorm vergrößert! Es fängt noch nicht einmal der Bart an zu sprießen, und schon verwenden sie mit einer aberwitzigen Selbstsicherheit Wörter wie „Sodomie", „Dildo" und „Fellatio", um nur einige der harmloseren Ausdrücke zu nennen. Immer jüngere Kinder verfügen oft schon über ein verblüffendes Repertoire an sexuellen Begriffen. Wenn es um Sex geht, funktioniert das Gedächtnis erstaunlich gut. Diese süßen Blondschöpfe verwenden eher als ihre Erzeuger ein Vokabular, das früher dem Prostituierten-Milieu vorbehalten war, sich aber inzwischen durch relativ frei zugängliche Pornografie immer mehr verbreitet. Die pornografische Industrie rühmt sich ziemlich unverblümt damit, dass sie den noch uneingestanden Träumen Worte und Bilder verleihen kann: die Welt der erotischen Fantasien. Tatsächlich erscheint das Sprechen über sexuelle Themen heute befreit. Es gibt keine Tabus mehr. Man darf alles sagen, schließlich wird ja alles gezeigt, alles wird in Bild und Ton auf der Straße und auf den Bildschirmen zur Schau gestellt. Ist das nun ein Qualitätsbeweis?

Kurzgeschlossenes Verlangen, vergewaltigte Fantasie
„Sagen Sie mal, was denken Sie eigentlich über einen flotten Dreier? Naja, wir wollen eigentlich bloß verstehen, warum Leute so was machen", fragen mich zwei

Schülerinnen auf dem Gang. Ja, wenn man diese „Materie" unterrichtet, muss man sich auf alles gefasst machen, immer und zu jeder Zeit! Ich bin überrascht von ihrer Frage, die nicht recht zu ihrem zarten Alter von 13 Jahren passen will, daher frage ich zurück: „Mädels, woher kommt diese Frage?" „Äh, weiß nicht, keine Ahnung … Vielleicht hab' ich im Radio mal gehört, wie Leute davon erzählt haben", erzählt die eine. „Ich glaube, ich hab' mal so was im Fernsehen gesehen. Echt eine total seltsame Sendung, wo die Leute von ihren sexuellen Träumen erzählt haben … Und, naja, man sieht das auch in den Pornos", sagt die andere.

Ganz harmlos und ohne sie beschuldigen zu wollen frage ich weiter: „Und, schaut ihr öfters Pornos?" „Ich nicht, ich mag das eher nicht. Aber mein Bruder, der schaut so was oft. Wir sind nur 15 Monate auseinander, und wir reden über alles. Er zeigt mir das", erklärt die Erste. „Ich mag das auch nicht. Ehrlich gesagt, finde ich das ziemlich eklig. Ich hab' mal einen geschaut, weil ich davon gehört hatte und wissen wollte, worum's eigentlich geht", gibt die andere zu. Wenn man sich das so anhört, sollte man dann darauf stolz sein, dass die Jugendlichen solche Freiheit haben, über sexuelle Dinge zu reden? Sicher, diese Mädchen hatten keine Scheu, ihre Neugier zu äußern, sie trauen sich, darüber zu reden. Aber im Grunde kommen diese Fragen nicht aus ihnen heraus. Ihre sexuellen Fragen sind Kurzschlüsse der allgemeinen pornografischen Umwelt. Noch bevor die Träume in ihnen entstehen, werden diese Schülerinnen schon initiiert, und ihre sexuelle Neugier wird geprägt. Das Reden über

Sexualität ist weit davon entfernt, Ausdruck von Freiheit zu sein. Vielmehr ist es ein Ausdruck von Konditionierung.

„Ich erinnere mich genau. Ich habe den PC von meinem Vater angemacht, weil ich eine Nachricht an einen Freund schreiben wollte, und da habe ich voll die ekligen sexuellen Sachen auf dem Bildschirm gesehen. Echt, das hat mich voll schockiert. Ich hab' das überhaupt nicht verstanden", versichert Lise, 15 Jahre. „Mein damaliger Freund wollte unbedingt, dass wir das zusammen anschauen, das war mein erstes Mal. Ich war 14, ich hab' mich super unwohl gefühlt, ich wollte das eigentlich gar nicht ansehen, aber ich hab' mich nicht getraut, was zu sagen", erzählt mir ein anderes Mädchen. Was soll ich dazu sagen? „Mir ist etwas passiert, wovon ich noch nie jemandem etwas erzählt habe", berichtet Vincent, 35 Jahre. „Ich war vielleicht 13 oder 14, und eines Tages, als ich alleine war, hat der Vater von einem Freund mir Porno-Zeitschriften gezeigt." Bei Cédric und Alex war es ein Kumpel aus seiner Clique, der ihnen das gezeigt hat. Sie waren etwa 13, nicht viel älter. Und Mathias hat sich aus Versehen einen Porno aus dem Internet heruntergeladen, der dort unter einem irreführenden Titel abgespeichert war …

Und bei Ihnen, wann war da das erste Mal? Ich meine, das erste Mal, dass Sie Pornos gesehen oder gelesen haben? Haben Sie das gemacht, weil Sie schon eine Zeit lang ein Bedürfnis danach hatten? Hatten Sie Lust, einen Blick durch das Schlüsselloch zu werfen? Wir denken gerne, dass es bei den Jugendlichen so ist, um ihren massiven Konsum zu rechtfertigen. „Das ist normal, sie sind einfach neugierig", sagt man bei jeder Gelegenheit. „In ihrem Alter will man Videos für Erwachsene schauen. Sie wollen doch das Leben der Großen kennenlernen", so rechtfertigt man sich, wenn das zur Sprache kommt. Allerdings ist in fast allen Fällen, von denen mir berichtet wird, das Erlebnis durch einen anderen vermittelt worden, bewusst oder unbewusst. In all diesen Fällen wurden die Bilder einem Geist auferlegt, der kein Verlangen danach hatte. Das ist im Grunde eine Art Vergewaltigung, eine Vergewaltigung der Fantasie.

Falsche Bindungen, echte sexuelle Erlebnisse
Das ist echt eigenartig. „Eigentlich findet man Pornos abstoßend, aber es macht einen auch irgendwie an", erzählt dieser 12-jährige Junge. „Wenn es mich anmacht, bedeutet das doch, dass ich das auch mögen sollte. Also wollte ich wissen, ob es in echt dasselbe ist. Ich habe einem Freund vorgeschlagen, das mal auszuprobieren. Wir haben Videos auf unserem Handy geschaut, und dann haben wir versucht, das auf der Toilette von unserer Schule nachzumachen", erklärt er mir. Der Mechanismus der sexuellen Fantasie ist so komplex, dass auch die meisten Erwachsenen keine Ahnung davon haben. Wie sollte dieser Junge also verstehen, dass die Bilder, die er gewalttätig und entwürdigend findet, trotzdem eine sexuelle Reaktion in ihm hervorrufen können? Wie soll er verstehen, dass ihn diese Bilder schockieren und ihm dennoch Lust machen zu masturbieren, dass das gelingt und es sogar angenehm ist? Das ist außerordentlich verwirrend und belastend. Man schaut Pornos nicht an wie die Sportschau oder eine Fernsehsendung. Die Hand begleitet den Blick.

Sie stimuliert die Genitalien, um die sexuelle Erregung durch die Bilder zu befriedigen. Schon pornografische Bilder anzuschauen ist ein sexueller Akt an sich. Es geht nicht darum, ein sexuelles Bedürfnis zu wecken oder an die Sexualität heranzuführen. Pornos werden auf der Stelle konsumiert und gewähren sofortige sexuelle Befriedigung durch Masturbation.

„Weißt du, das sind ja alles nur Schauspieler. In Wirklichkeit ist das gar nicht so, das ist alles simuliert", erklären die Erwachsenen den Jugendlichen vorbeugend. Wie können sie zwischen Realität und Fiktion unterscheiden, wenn die Fiktion dazu da ist, reale Handlungen darzustellen? Man weiß, dass es Schauspieler sind, aber das ändert gar nichts, sie tun es ja wirklich. Und dann gibt es ja noch ganz viele Amateurvideos, und die sind ganz sicher „echt", entgegnen sie zu Recht. Diese Argumentation verfängt nicht, sie sind ja nicht dumm. Wenn die Pornografie nur eine Fiktion wäre, könnte sie einen Katharsis-Effekt haben. Man könnte damit den sexuellen Drang ablassen und sich so Erleichterung verschaffen. In diesem Fall könnten wir sie als nützlich für das Gemeinwohl erklären. Und wo wir gerade dabei sind, könnten wir zu ihrem wohltuenden Konsum ab der Pubertät aufrufen, eine Zeit, in der der sexuelle Trieb unkontrolliert auftaucht, zum Wohle der Schulen und zum gesamten Gemeinwohl!

Und nun stellen Sie sich bitte vor, Sie haben eine Tochter von 10, 14 oder 17 Jahren, egal. Und in ihrer Klasse oder in ihrem Feriencamp schauen quasi alle Jungen Pornos. Die Mädchen haben meist auch schon welche gesehen, aber die meisten eher selten. Warum? Weil 80 % dieser Videos nicht für sie gemacht sind. Die Zielgruppe ist männlich, die sexuellen Fantasien sind auf diese Herrschaften ausgerichtet. Und nun die einfache Frage: Glauben Sie, dass Ihre Tochter dort in Sicherheit ist?

„Ein ganzes Jahr lang, es war in meiner 12. Klasse, hat mein Freund mir vorgeschlagen, dass wir sexuelle Experimente machen. Jedes Mal, wenn wir uns getroffen haben, hatte er eine neue Idee. Er wollte, dass wir das zusammen ausprobieren. Ich habe akzeptiert, ich wollte ihm eine Freude machen. Ich war wirklich verliebt, und ich finde, wenn man jemanden liebt, möchte man ihm eine Freude machen", vertraut mir diese 20-jährige junge Frau an. „Aber nach einer Weile habe ich mich immer schlechter gefühlt. Ich hatte das Gefühl, er sieht nur meinen Körper, uns hat nur noch der Sex verbunden. Im Grunde hat er mich nur für sein Vergnügen benutzt! Mir ist klar geworden, dass ich seither überhaupt keinen Respekt mehr vor mir habe. Ich verachte mich, fühle mich wertlos und abstoßend. Er hat eigentlich mein Selbstwertgefühl zerstört, dabei wollte ich doch genau das von ihm, dass er mich akzeptiert und mir das Gefühl gibt, wichtig und liebenswert zu sein. Aber ich war nur sein Objekt. Als mir das eines Tages klar geworden ist, habe ich beschlossen, ihn zu verlassen. Er hat getobt, aber zum Glück habe ich durchgehalten". Die Geschichte ist banal. Die Enthüllung von „sexueller Belästigung", wie es in gutbürgerlichen Kreisen heißt, wenn ihre Kinder betroffen sind, ruft mehr Emotionen hervor, als wenn es um kollektive Vergewaltigung geht, die in den Behausungen der Sozialwohnungen passiert. Dabei handelt es sich um dieselbe Realität: Der Körper eines anderen wird benutzt für die eigene sexuelle Befriedigung.

Die neue Mode auf dem Pausenhof

„Wir haben einige Schüler der 8. Klasse überrascht, die sich während der Pause Pornos auf ihrem Smartphone angesehen haben." Das ist mittlerweile eine Standardsituation an allen Schulen geworden. Es werden auch immer wieder Schüler erwischt, die unter der Schulbank masturbieren oder sich sogar dabei filmen, um „den Erfolg" den Kameraden dann in den sozialen Netzwerken mitzuteilen. Natürlich weiß man, dass es schwierig ist für Jugendliche, ihren Sexualtrieb zu zähmen, ihn zu beherrschen und ein für alle Mal zu lernen, dass es für alles einen richtigen Zeitpunkt gibt. Man kennt natürlich auch den Effekt der Gruppendynamik, der bei den Jugendlichen in diesem Alter besonders stark ausgeprägt ist, der enthemmt und das Verantwortungsbewusstsein des Einzelnen stark mindert: „Ich war das nicht, ich schwör's Ihnen, die anderen hatten die Idee!"

Aber über diese Erklärungen hinaus bleibt eine neue Frage: Wie können sie lernen, ihren Sexualtrieb zu beherrschen, wenn sie ihre sexuellen Bedürfnisse immer und überall befriedigen können – egal zu welchem Zeitpunkt am Tag oder in der Nacht, egal an welchem Ort, denn sie sind ja über die neuen Medien immer vernetzt und online. So haben sie ständig einen supereinfachen Zugang zu pornografischen Bildern. Die Hochtechnologie in den Händen der Kinder und Heranwachsenden stellt die Erziehung vor neue Herausforderungen. „Ich kann immer – wann und wo ich will", ist das etwa die sexuelle Freiheit? Aber was sind die Folgen einer Freiheit, die darin besteht, sich von seinen Trieben leiten zu lassen?

Müssen wir uns nicht ernstlich Sorgen machen, wie unser weiteres gutes Zusammenleben gelingen kann und wie Respekt vor dem Einzelnen erhalten werden kann angesichts der Gewohnheit, seinen Trieben freien Lauf zu lassen bei der Generation, die Pornos schon mit der Muttermilch aufgesogen hat?

Sucht: erotische Fantasie in Geiselhaft
„Ich komme zu ihnen, weil ich einfach nicht mehr kann. Ich weiß gar nicht, was ich noch tun soll! Es überkommt mich phasenweise. Es kann sein, dass ich einige Tage gar nichts anschaue, und dann wieder mache ich gar nichts anderes mehr. Mir ist klar, dass ich völlig abhängig von Pornos bin. Es ist stärker als ich. Ich kann mir so viele Filter in meinem Computer einbauen, wie ich will. Ich habe sogar so einen Jugendschutzfilter. Ich schaffe es trotzdem immer, das zu kriegen, was ich will: Sexszenen," berichtet mir Raphael im geschützten Raum meiner Praxis. Er ist allerdings bei Weitem nicht der Einzige. Mädchen sind auch betroffen, aber sie stellen eine Minderheit dar.

Porno-Sucht ist oft das erste Motiv, in meine Beratung zu kommen – abgesehen von Untreue natürlich, aber da kommen eher die Frauen. Es ist dramatisch, sich dessen bewusst zu werden. Bei der Pornografie glaubt der Benutzer, er hätte alles unter Kontrolle. Mit einem Klick kann er das Fenster auf seinem Bildschirm öffnen oder schließen; von seinem voyeuristischen Posten aus glaubt er, alles beherrschen zu können. Aber wenn er dann versteht, dass er von Anfang an nur von seinen Trieben gesteuert war, bekommt das Ganze eine dramatische Wendung. „Wann ich das zum ersten Mal geschaut habe? Ich war wohl etwa

14. Wenn ich darüber nachdenke, habe ich nie wirklich aufgehört, das anzuschauen", muss er wohl oder übel zugeben.

Ich versichere ihm: „Das ist normal, das ist der Sinn dieser Filme." Was dachten Sie denn? Dass die pornografischen Bilder aus einem Akt der Großzügigkeit heraus so einfach und kostenlos zugänglich gemacht werden oder aus purem Altruismus, um die Sexualität im Leben der Jugendlichen zu wecken? Die Pornografie ist eine Industrie, und sie hat ihren Platz in der Welt der Wirtschaft. Diese kostenlosen Seiten bringen Geld: Je mehr Klicks, desto mehr Werbung und entsprechende „Beiprodukte". Es geht darum, wirksame Mittel zur Verfügung zu stellen, um schnell in den Zustand der Erregung zu kommen und sexuelles Vergnügen zu erfahren, indem erogene Zonen stimuliert werden (egal wie, einzeln oder zu mehreren). Je früher der Konsument daran gewöhnt wird, desto stärker wird die Abhängigkeit, denn bevor er überhaupt Zeit hatte, seine eigenen Fantasien zu entdecken und zu entwickeln, werden sie durch die vorfabrizierten Bilder sinnentleert. Bei Raphael steigt Zorn auf, und er versteht, dass er auf die Tricks hereingefallen ist: Seine erotischen Fantasien sind in Geiselhaft genommen worden.

Erstarrter Blick

„Ich kann ein Mädchen gar nicht mehr normal anschauen", fängt dieser junge Mann mir gegenüber an zu erzählen. Ich ermutige ihn, weiterzureden. „Ohne es zu wollen, stelle ich mir ständig Sexszenen vor, sogar zu völlig unangebrachten Zeiten. Plötzlich fühle ich mich unwohl mit den Mädchen. Ich habe ein schlechtes Gewissen, vor allem weil ich weiß, dass es schlecht ist, Frauen nur zu einem Objekt meiner Begierde zu machen. Aber es ist einfach viel stärker als ich. Ich kann nichts dagegen machen." Er ist 26, aus gutem Hause und nach den französischen Werten von Gleichheit und Respekt erzogen. „Die Wahrheit ist, dass ich oft Pornos ansehe", fügt er an. „Ich meine, das sind Bilder, die in meinem Kopf gespeichert sind, sie kommen blitzartig, und sie behindern meinen Blick."

Mit unserem Blick können wir eine Person als Ganzes wahrnehmen, oder wir können sie auf den Zustand eines Objekts reduzieren. „Ich schaffe es nicht mehr, die Person, die mir gegenübersteht, wirklich anzuschauen." Das ist tatsächlich eine direkte Folge von Porno-Konsum vor dem Erwachsenenalter, also bevor das Individuum ein ganzheitliches Bild von sich und den anderen entwickeln konnte. Wie die Mehrzahl der Männer, alleinstehend oder nicht, kann er eine Frau nicht mehr wirklich ansehen: Sein Blick verharrt auf Po, Beinen oder Brüsten, also auf einzelnen Körperteilen, ohne in der Lage zu sein, sie danach als ganze Person wahrzunehmen.

„Das ist normal, die Männer denken nur an das Eine!", sagen die Frauen abfällig. Das ist falsch. Sie haben diese eingeschränkte Sicht nicht deshalb, weil sie Männer sind, sondern es ist eine Konsequenz von Unreife, als ob ein Erwachsener im Alter von 14 Jahren stecken geblieben ist. „Das ist noch ein großer Junge", amüsieren sich die Frauen angesichts der sexuellen Obsession ihrer Partner, die eigentlich schon zu alt dafür sein sollten. Aber der Konsum von Pornos unterstützt, fixiert und verlängert diesen Zustand der Unreife. Weil es, im Gegensatz zur Erotik, keinen Blickkontakt gibt: Die Person ist nur ihre Sexualität, ein Loch. Sie ist nur jemand zum Vögeln, solange es Spaß macht.

Suche nach Vergnügen, Angst vor Versagen
Das Vergnügen ist zum Ziel der Sexualität geworden. Auf die Frage „Warum hat man Sex?" antworten die Schüler klipp und klar: „Zum Spaß!" Wenn man mit dem Recht auf Verhütung und Abtreibung aufgewachsen ist, ist „Genuss ohne Reue" kaum mehr als eine abstrakte Idee. „Weil man Sex haben kann, ohne Kinder zu kriegen, muss man nicht unbedingt mit jemandem schlafen, den man kennt, den man liebt oder mit dem man wirklich zusammen sein möchte", fassen es die Ehrlichsten zusammen. Aufgrund der hormonellen Verhütung verharren viele Frauen in einem Zustand der Unfruchtbarkeit. Sie ermöglicht die Loslösung von dem göttlichen Gebot „Seid fruchtbar und mehret euch und macht euch die Erde untertan" und entbindet von jeglicher Verantwortung. Dafür macht sie Platz für einen neuen Imperativ: Vergnügen.

Den „Zwang zur Reproduktion" haben wir hinter uns gelassen und unterliegen nun dem „Zwang zum Vergnügen". Darüber hinaus ist der weibliche Körper immer verfügbar, um Lust zu geben und zu erleben ohne das Risiko einer Schwangerschaft, fast zumindest. Die Frauen sind erleichtert, die Männer auch. Aber wenn man bedenkt, dass Männer noch nie Skrupel hatten, ihr Vergnügen auszuleben, ob es dabei nun das Risiko der Schwangerschaft gab oder nicht, hat die Verwendung der hormonellen Kontrazeption nicht dazu beigetragen, dass sich ihre

Mentalität weiterentwickelt hat – weit gefehlt. Schlimmer noch, indem das Vergnügen zum ausschließlichen Sinn der Sexualität gemacht wird, wird der Körper zu einem Instrument der Lust für sich selbst, für den anderen. Der sexuelle Akt verkommt zur Selbstbefriedigung – mit ein bisschen Glück sogar für beide ...

Wer könnte uns besser als die Pornografie darüber informieren, wie ich das intensivste Lustempfinden erleben kann? Wenn der Sinn der Sexualität nur noch das Vergnügen ist, hat der 10-jährige Junge Recht, wenn er uns die Konsultation der Pornoseiten empfiehlt, um uns darüber zu informieren, wie wir unsere Liebesleistungen steigern können. Wenn der Sinn der Sexualität nur noch das Vergnügen ist, haben die älteren Jugendlichen Recht, wenn sie ihre körperlichen Fähigkeiten trainieren wollen, um am besten Lust empfinden und geben zu können. Wenn der Sinn der Sexualität nur das Vergnügen ist, haben die Mädchen Recht, wenn sie sich passiv als Objekt der Begierde oder als käufliche Ware behandeln lassen. Die Suche nach dem sexuellen Vergnügen reduziert sie auf bloße Konsumobjekte. Anders gesagt, der Einfluss der Pornografie auf unsere Jugend ist eine Folge unserer Gesellschaft, die den kreativen Anteil und das Vergnügen der Sexualität voneinander getrennt hat. Die Sexualität hat sich von traditionellen Moralvorstellungen emanzipiert. Aber sie ist heute einer anderen Moral unterworfen, nämlich der Moral des Vergnügens, das die Porno-Kultur anbietet. Die Jugendlichen glauben, dort eine Art Bedienungsanleitung zu finden. Aber die ist weit davon entfernt, ein Garant für gelingende Liebeslust zu sein. Daher eine gewisse Enttäuschung, die vielleicht eine steigende Tendenz zur Abstinenz in späteren Jahren erklären kann.

„Das Problem, wenn man Pornos anschaut, ist, dass man sich hinterher denkt, man schafft das nie so, wie das in den Pornos dargestellt wird", erklären mir jetzt meine Schüler. Experten nennen das die Versagensangst. Sie ist auch für vielfältige sexuelle Funktionsstörungen verantwortlich wie etwa einen Scheidenkrampf oder Erektionsstörungen. Die Vorstellung von Gelingen und Erfolg, von Rekordleistungen überschwemmt das Feld der Sexualität. Unvermeidlich damit verbunden ist der Stress. Man ist es gewohnt, Sexszenen anzuschauen, und wird dabei zum Zuschauer seiner eigenen Intimität. Dabei werden die eigenen Leistungen mit den (vermeintlichen oder realen) Leistungen der anderen gemessen. Wenn die Pornografie zum ersten und einzigen Maßstab in dieser Angelegenheit wird, ist ein Vergleich mit den Schauspielern und Amateuren unausweichlich. In diesem Wettstreit sind die Männer nicht die einzigen. Oft wird das Wettbewerbsstreben einseitig den Männern zugeschrieben, damit aber unterschätzt man die Frauen. Ich neige eher zu der Annahme, dass Frauen sogar noch stärker darauf konditioniert sind (so heißt es zumindest), sich der Bewertung der anderen zu unterwerfen.

„Es ist auch ein Problem, dass das, was mit einer Person funktioniert, für jemand anderen nicht unbedingt das Richtige ist. Man kann also eine Unmenge Techniken erlernen, viel Erfahrung haben und es dennoch nicht schaffen, die Person, die man liebt, richtig glücklich zu machen", bemerkt ein anderes Mädchen der Gruppe. Und genau da drückt der Schuh! Zu glauben, dass man es besser kann, je mehr man experimentiert, ist falsch, denn jeder Mensch ist einzigartig und jede Beziehung ist anders. Bei einer persönlichen Begegnung geht es ganz bestimmt nicht darum, bestimmte Gesten mechanisch auszuführen. Dadurch würde der andere sich wohl eher als austauschbar empfinden. Um sich einzigartig zu fühlen, braucht man spontane Reaktionen und „natürliche" Handlungen, die ein Ausdruck von Lust und nicht von Zwang sind. Wenn der Sex zur mechanischen Handlung wird, erklärt ihn das Herz für wertlos. Oh ja, es ist ärgerlich, aber man muss seine Strategie überdenken: Wenn man sich mithilfe von Pornos und Experimenten auf die Liebe vorbereiten will, dann ist das Scheitern vorprogrammiert.

Umerziehen im Porno-Alter
„Wie geht's Ihnen, Madame Hargot?", hat mich Jules neulich gefragt, als ich in die Klasse gekommen bin. „Also, ehrlich gesagt, ich fühle mich entmutigt. Ich zweifle. Ich frage mich, ob das, was ich mache, überhaupt sinnvoll ist." Alle Schüler schauen mich erstaunt an. „Aber, Madame Hargot! So was dürfen Sie nicht sagen!", ruft Valentin. „Was ist schon eine Stunde, damit ihr über den Sinn der Sexualität und die Liebe nachdenkt, eine Stunde, um zu verstehen, was überhaupt ein Mensch ist, verglichen mit all den anderen tausenden Stunden, die ihr damit zubringt, Filme zu schauen, Serien, Fernsehsendungen oder Musikclips, die euch alle eine total entgegengesetzte Meinung vermitteln?" Ich hatte an diesem Tag keine Lust, ihnen von meinem Lehrerpult aus etwas vorzumachen. Es kam noch dazu, dass gerade einige Fälle von sexuellem

Missbrauch im schulischen Umfeld herausgekommen waren. Es wurde sogar der Porno-Konsum während der Pausen erwähnt. „Ich fühle mich wie David beim Kampf gegen Goliath", seufze ich.

„Das können Sie doch gar nicht vergleichen. Im Unterricht ist man viel konzentrierter, man merkt sich die Sachen besser. Im Gegenteil, ich finde, das, was Sie machen, ist ziemlich effektiv. Wenn wir zum Beispiel im Unterricht über Pornos reden, dann ändert das was bei uns", sagt Jules. Angenommen, er hätte das nicht nur gesagt, um mir zu schmeicheln, dann können wir daraus die erste Lektion lernen: Es ist wichtig, im schulischen Umfeld einen Raum zu schaffen für das gemeinsame Nachdenken über unsere Gefühle, den Sex und unsere Beziehungen und darüber, welchen Einflüssen wir in diesem Bereich ausgesetzt sind.

Pornos haben es geschafft, einen Menschen in tausend Einzelteile zu zerlegen? Okay, dann sollten wir jetzt anfangen, sie wieder zusammenzufügen! Aber bevor wir überhaupt anfangen darüber zu reden, welchen Einflüssen von welcher Seite auch immer wir in Bezug auf Sex ausgesetzt sind, müssen wir neu lernen, zurück zum Anfang zu gehen: Was ist ein Mensch? Was unterscheidet ein Tier von unbelebten Dingen? Können sich der Körper, das Herz und der Geist voneinander loslösen?

Das ist eine positive Auswirkung der Porno-Kultur: Künftig sind wir gezwungen, uns den wirklich wichtigen Fragen zu stellen, den existenziellen und grundlegenden Fragen. Damit muss man nicht warten, bis man einen Abschluss in Philosophie erworben hat. Diese Arbeit der Reflexion muss schon im Grundschulalter beginnen, denn schon die kleinen Kinder sind sexuellen Botschaften ausgesetzt, die das Bild des Menschen zersetzen. Das ist die zweite Lektion.

Und schließlich wird es nötig sein, dass die Verantwortlichen sich dazu entschließen, eine konzertierte Aktion gegen den freien Zugang von Porno-Seiten im Internet für Minderjährige durchzuführen. Das ist kompliziert? Das ist nicht schlimm, sie werden schon eine Lösung finden. Wenn man Sonden ins Weltall schicken, computergestützte chirurgische Eingriffe vornehmen und Michael Jackson bei einem Konzert wieder erstehen lassen kann, dann kann man doch wohl eine Möglichkeit finden, dass 9-jährige im Internet nicht zufällig auf Pornoseiten stoßen? Oh, man wird sagen, das ist gar kein technisches Problem, sondern vielmehr ein symbolisches: Wir wollen doch unsere Freiheit nicht einschränken! Die Freiheit? Die Freiheit derjenigen, die das konsumieren, ohne es zu wollen, oder die Freiheit derjenigen, die sich daran bereichern, andere abhängig zu machen? Die Erwachsenen fühlen sich nicht berechtigt, den Porno-Konsum zu verdammen, denn sie sind ja selbst betroffen. Sie fühlen sich nicht berechtigt, die negativen Konsequenzen für die Jugendlichen aufzuzeigen, weil sie sich nicht einmal vorstellen wollen, was das für Konsequenzen für ihr eigenes Leben haben könnte. Sie fühlen sich nicht berechtigt, den Zugang zu den Pornoseiten zu beschränken, denn sie sind ja für sie gemacht. Sie fühlen sich nicht berechtigt, den übermäßigen Handygebrauch der Jugendlichen einzuschränken, denn sie selbst haben sie ihnen in die Hände gelegt. Sie fühlen sich nicht berechtigt, die Sicht auf die Sexualität, die durch die Pornos vermittelt wird, anzuprangern, weil sie so stolz darauf sind, die Sexualität von allen Verboten befreit zu haben, getrieben vom ständigen Streben nach Vergnügen. Sie fühlen sich nicht berechtigt zu handeln, weil sie in jeglicher Hinsicht mitschuldig sind.

Hat der Ball der Heuchler nicht schon lange genug gedauert?

Anmerkungen

Auf der weltweit am meisten frequentierten (mit einem Ranking, das vergleichbar ist mit dem großer kommerzieller Anbieter wie Amazon oder von Nachrichtenseiten wie CNN) und größten pornografischen Website „xvideos" sind zurzeit über 8 Mio. Clips kostenlos und ohne Altersverifizierung frei verfügbar. Neben kommerziell hergestellten Filmen finden sich dort auch viele Videos, die von Amateuren aufgenommen und hochgeladen wurden. Bis auf die in den meisten Ländern auch für Erwachsene unter Strafverfolgung stehenden Filme mit pädosexuellem oder zoosexuellem Inhalt finden sich neben den üblichen Praktiken viele fetischsexuelle.

Deren Einordnung und Verständnis ist auch für Sexologen eine hermeneutische Herausforderung, weil Pornografie nur zu einem Teil über die dargestellte Sexualität wirkt, der andere Teil durch Grenzüberschreitungen und Tabuverletzungen, die Angst- und Ekellust erzeugen. Es erscheint deshalb als legitim, von einem groß angelegten Sozialexperiment zu sprechen, das seit dem Beginn des Internetstreamings vor zwanzig Jahren eine Konditionierung der Sexualität hin zu audiovisuellen Kicks bewirkt.

Bisherige empirische Studien konnten keine Masseneffekte verifizieren, was aber auch daran liegen kann, dass die gestellten Fragen häufig unterkomplex sind und ihre Interpretation den Befragten überlassen wird. Laborstudien sowie die Berichte von Therapeuten zeigen hingegen, dass Pornokonsum aggressionssteigernd und sexualobjektivierend wirkt. Viele Konsumenten berichten von der

Erfahrung, dass Pornokonsum zusammen mit bestimmten Masturbationspraktiken die Erregungsschwelle für den partnerschaftlichen Sexualverkehr bis zur Impotenz steigert, weil es sich dabei um ein effektive Selbstkonditionierung handelt: Die erregende Wirkung der visuellen Stimuli und die Masturbation verstärken sich gegenseitig.

Das Paar, das neue Ideal der Jugend

Das Papier ist mindestens siebenmal gefaltet. „Woher weiß man, dass man verliebt ist?", steht darauf. Weiter unten: „Wie kann man sich wirklich sicher über sein Geschlecht sein?" Das „wirklich" ist dabei zweimal unterstrichen. Auf einem anderen Blatt ist eine schwarze, enge Schrift: „Woher weiß man, ob jemand in mich verliebt ist?" Man spürt, dass auch der Autor dieser Zeilen eigentlich fragen wollte: „Wie kann man sich wirklich sicher über sein Geschlecht sein?" Ob die beiden wohl den jeweils anderen gemeint haben? Amüsiert betrachte ich die kleinen Zettel, die ich in einem Hut eingesammelt habe, den ich zufällig im Schrank des Klassenzimmers gefunden habe. „Das ist perfekt für unsere letzte Schulstunde in diesem Jahr", hatte ich erklärt. „Ihr dürft mir anonym eure Fragen auf einen Zettel schreiben. Nach all den gemeinsamen Gesprächen interessiert euch vielleicht noch ein Thema besonders. Jetzt habt ihr die Gelegenheit, dazu eure Fragen zu stellen." Meine Schüler der 9. Klasse lassen sich nicht lange bitten. Schnell lese ich leise die anderen Fragen. Denn das ist ein Prinzip: Nie, aber wirklich niemals eine Frage laut vorlesen. Die freie Formulierung lässt zu viele Interpretationsmöglichkeiten offen, und das müssen nicht alle hören, die nichts gefragt haben!

„Wie kann man sich zwischen zwei Jungs entscheiden?", steht da in großer, rosa Schrift; „Ist Eifersucht normal bei einem Paar? Das kann krankhaft sein, oder?"; „Gibt es ewige Liebe?"; „Ich weiß nicht, wie ich einem Mädchen sagen kann, dass ich sie liebe." Diese romantischen Äußerungen sind wirklich süß! Einer macht sich allerdings über mich lustig, wenn er fragt „Kann man in seine Katze verliebt sein?" Oder? Das habe ich jedenfalls gedacht.

Pornos haben weitgehend die Intimität zerstört, aber in den Herzen der Jugendlichen sind immer noch die Gefühle vorherrschend. Ich würde sogar sagen, dass die Bedeutung, die den Gefühlen beigemessen wird, gerade heute eine Blütezeit erlebt. Die Pornografie hat den Sex auf einen mechanischen Akt von Genitalien reduziert und ihm damit jeglichen tieferen Sinn genommen. Daher werden die Gesten jetzt vor allem danach beurteilt, ob mit ihnen Gefühle ausgedrückt werden. Es ist wie beim Balancieren: Wenn der Sex immer banaler wird, bekommen die Gefühle immer mehr Gewicht.

Die Gefühle, Maßstab für die Liebe

„Ich liebe ein Mädchen, aber ich bin mit einer anderen zusammen. Meine Freundin liebt mich sehr, deshalb weiß ich nicht, wie ich ihr sagen soll, dass ich für sie nicht dasselbe empfinde, weil ich ihr nicht weh tun will, das hat sie nicht verdient. Es ist meine Schuld, dass ich ihre Gefühle nicht so erwidern kann, ich hätte diese Geschichte nie anfangen sollen. Es ist einfach zu blöd! Da gibt es dieses andere Mädchen, die geht mir einfach nicht aus dem Kopf. Und ich habe Ihnen noch nicht alles erzählt. Sie ist mit einem von meinen Freunden zusammen". Er hält den Kopf zwischen seinen Händen und sieht mich unglücklich an. „Ich bin wirklich ein verzweifelter Fall, was?" Mit 18 ist diese Schlussfolgerung ein bisschen verfrüht, finde ich.

Ich schaue ihn gerührt an. Wenn er wüsste! Den ganzen Morgen habe ich mir Geschichten von amourösen Abenteuern angehört, in der Regel von verheirateten Erwachsenen, meistens haben sie auch Kinder. Es sind sicher nicht die Enttäuschungen eines verliebten jungen Mannes, die mich die Hoffnung verlieren lassen. Seine Geschichte ist ja eigentlich ganz gewöhnlich, geradezu klassisch. An einem Tag ist man verliebt, am anderen Tag nicht. So lange, bis wieder jemand kommt und das Feuer der intensiven und gleichzeitig schönen und schrecklichen Gefühle neu in uns weckt. Die leidenschaftliche Verliebtheit lässt uns am ganzen Leib spüren, dass wir leben. Ist das Liebe? Jedenfalls fühlt es sich so an. Das ist so stark, „es" geht durch Mark und Bein, „man verliert den Verstand". Man sollte also nicht mehr sagen „Ich bin verliebt in diese Person", sondern „Ich liebe sie". Man sollte nicht mehr sagen „Ich spüre nicht mehr, dass er/sie mir so fehlt, diese Eifersucht, diesen wertschätzenden Blick, das ständige Kreisen der Gedanken um diese Person, die Schmetterlinge im Bauch", man sollte eher sagen „Ich liebe sie/ihn nicht mehr". Das Gefühl ist zum Maßstab für die Liebe geworden.

„Ich möchte so gerne mit ihm zusammen sein, aber ich weiß nicht, wie ich es machen soll. Ich bin schon so lange in ihn verliebt! Seine Freunde haben mir gesagt, er mag mich. Am Samstag ist eine Party bei einem Mädchen aus meiner Klasse. Ich hoffe, dieses Mal klappt's", erzählt mir Aurélie vertraulich in meinem Büro. Sie ist 14. Na und? Sie erzählt, sie ist verliebt. Und wenn man verliebt ist, dann möchte man nur eins: zusammen sein. Sich nah sein, den Geruch des anderen wahrnehmen, miteinander reden, sich küssen, nichts mehr sagen müssen, einfach da sein, zusammen, egal wo, egal wann, nichts ist wichtiger … Ach, das wäre so schön! Das muss das Glück sein, oder? Seine andere Hälfte finden, mit ihr das Leben teilen und die Fülle des Lebens genießen.

Die Hoffnungen von Aurélie sind berechtigt. Zweisamkeit verspricht eine große Zufriedenheit. Ich verstehe jetzt besser, warum die Jugendlichen sich so viele Gedanken über die Verliebtheit machen. Wenn ich „wirklich verliebt bin", bedeutet das, dass ich ehrliche und tiefe Liebe empfinde. Und wenn ich ehrlich liebe, dann können wir ein Paar werden. Und wenn wir ein Paar sind, sind wir glücklich, denn da gibt es nur Freude und Glück. So wie in der Regenbogenpresse ein Bild von einem Paar die Überschrift trägt „Ihr neues Glück" – oder etwa nicht? Bei diesem neuen Konzept von der Liebe geht es nicht um irgendein Prinzip, das rechtfertigt, ob man mit dieser oder jener Person zusammen ist oder nicht. Das einzig gültige Prinzip ist das der Ehrlichkeit. Man muss seine Gefühle ausleben, sie nur ja nicht zurückhalten: Das wird bewundert. Wenn man aber mit den Gefühlen eines anderen spielt, das heißt, mit jemandem zusammenbleibt, obwohl man keine Gefühle mehr für ihn empfindet, oder sich in jemand anderen verliebt hat, das geht gar nicht!

Ein Paar sein oder nicht
„Diese Beziehung tut mir nicht mehr gut. Ich habe keine Lust mehr. Wir sind seit eineinhalb Jahren zusammen. Uns hält nur noch die Gewohnheit zusammen. Ich wollte schon ein paar Mal Schluss machen, aber dann hat sie immer gesagt, sie stirbt, wenn ich sie nicht mehr liebe. Wenn ich sie verlasse, würde ich mich total schuldig fühlen, dass sie leiden muss. Es ist alles völlig verfahren!" Nein, das erzählt kein verheirateter Mann, sondern ein Jugendlicher von 17 Jahren.

Eine Partnerschaft ist eine ernsthafte Angelegenheit, egal in welchem Alter. Eine Beziehung, die auf Gefühlen basiert, kann zwei Wesen weit stärker aneinander binden als ein Ehevertrag, denn die gefühlsmäßige Abhängigkeit führt zum Verlust jeglicher Freiheit. Nun könnte man natürlich leicht das neue Konzept der Liebe beschuldigen, den Zusammenhalt von Paaren zu schwächen. Dabei wird unterstellt, dass schon die kleinste Unstimmigkeit zur Trennung führen kann. Aber es ist nicht so sehr die Unfähigkeit, Schwierigkeiten zu ertragen, die zu einer

Trennung führt, als vielmehr die Unfähigkeit, ehrlich miteinander zu kommunizieren aus Angst, den anderen zu verletzen. Ehrlichkeit, ein Wert an sich, bedeutet, im Einklang mit seinen Gefühlen zu leben und sie anderen gegenüber auszudrücken. Dann bewegt man sich nur im Bereich der Gefühle, der Emotionen, und es heißt „Das Herz hat seine Gründe, die der Verstand nicht kennt", als wollte man damit den Unterschied zum Verstand unterstreichen. Intelligenz und Wille werden nicht mit einbezogen. Man lebt die Partnerschaft mit dem Herzen und riskiert dabei, niemals über die aktuelle Befindlichkeit hinauszuwachsen. Dabei muss man sie immer wieder neu erfinden und an ihr arbeiten, damit sie die Zeit überdauern kann. Man ist ein Paar. Punkt.

„Glauben Sie, dass es gut ist, in unserem Alter mit einem Jungen zu gehen?", fragt mich Justine, ein Mädchen aus der 10. Klasse. Dieser Ausdruck „mit jemandem gehen" ist so altmodisch, dass er fast komisch wirkt. „Naja, möchtest du wissen, ob es in deinem Alter okay ist, eine Partnerschaft anzufangen?" Um es ganz klar zu sagen, eine Partnerschaft ist schlimmer als eine Ehe: Man kann nicht mehr reden, mit wem man will, tanzen, mit wem man will, in Urlaub gehen, mit wem will, ohne dem anderen Rechenschaft zu geben. Und der wiederum wird sofort sauer, weil man nicht genügend Zeit mit ihm verbringt, weil er Angst hat, man betrügt ihn, weil er Angst hat, einen zu verlieren … In anderen Worten, Justine fragt mich, ob ich es okay finde, wenn sie mit 15 schon das Leben eines Rentners führen will. Hm, was sagt man da jetzt? „Es ist allerdings auch nicht so, dass wir auf Ihre Zustimmung gewartet hätten, Madame Hargot." Wer hat denn hier noch keinen Freund gehabt? Wir waren doch alle schon mal mit jemandem zusammen, oder zumindest möchte man gerne einen Freund oder eine Freundin haben. Das ist normal, und im Grunde sind wir dafür gemacht, in Partnerschaft zu leben. Allerdings sollte man, bevor man mit jemandem zusammen ist, selbst jemand sein.

Spieglein, Spieglein an der Wand: Sag mir, wer ich bin!
Verliebtheit hat die außergewöhnliche Fähigkeit, die Schönheit eines Menschen ans Licht zu bringen. Seine guten Eigenschaften sind unwiderstehlich attraktiv und wichtig in unseren Augen. Wenn man genau hinschaut, erkennt man, dass uns diese Eigenschaften gerade deshalb so anziehen, weil wir sie selbst latent in uns tragen. Die Verliebtheit erlaubt mir also einen Blick auf die Person, die ich selbst gerne wäre. Es ist quasi ein Spiegel, eine narzisstische Projektion. Deshalb trifft es uns so stark in Zeiten in unserem Leben, in denen wir auf der Suche nach uns selbst sind: in der Adoleszenz, nach einer Geburt, während der Midlife-Krise. Und das ist gut so. Auf einer einsamen Insel erkennen wir nicht, wer wir sind! Nur in der Begegnung mit anderen lernt man sich wirklich kennen.

Wenn man sich bindet, bevor die eigene Persönlichkeit entwickelt und gefestigt ist, also bevor man eine gewisse Reife erlangt hat, kann es passieren, dass man sich vom anderen so beeinflussen lässt, dass man Eigenschaften des anderen in sich entwickelt. In diesem Fall wird die eigene Entwicklung angehalten. Dabei ist die Adoleszenz die Zeit, in der man seine eigene Identität entdeckt. Also wird die Sache auf später verschoben. Viele unserer Mitmenschen erleben diese Identitätsfindung erst Jahre später, wenn sie längst erwachsen geworden sind, oft nach einer Scheidung, einem Trauerfall oder bei Verlust des Arbeitsplatzes, also zu einer Zeit, in der man auf sich selbst zurückgeworfen wird.

Da ist die Geschichte von Cindy, einer hübschen, brünetten 21-Jährigen, die in meine Praxis kommt und mir sagt: „Ich weiß nicht mehr, wer ich bin. Ich habe mich in meiner Partnerschaft komplett aufgegeben." Tränen glitzern in ihren Augen, und ihre Kehle ist wie zugeschnürt. „Wir sind seit vier Jahren zusammen. Am Anfang war alles toll. Aber ziemlich bald hat er angefangen, mich wie eine Hure zu behandeln, wenn ich mal mit Freundinnen ausgegangen bin. Er erträgt es nicht, wenn ich mich weiblich anziehe, er erträgt es nicht, wenn mir jemand nachschaut. In gewissem Sinn verstehe ich ihn ja. Im Grunde ist das alles mein Fehler. Wir hatten mal eine Pause in unserer Beziehung, und bevor wir wieder zusammen waren, habe ich mal einen anderen geküsst. Ich denke, er hat Recht. Im Grunde bin ich wirklich eine Nutte".

Ihre Freundinnen sind beunruhigt. Sie haben sie zu mir geschickt. Inzwischen ist sie völlig in Tränen aufgelöst und schluchzt: „Aber ich kann ihn nicht verlassen. Ich liebe ihn. Was würde ich denn ohne ihn machen? Wir sind zusammen groß geworden, ich kann ihn jetzt nicht fallen lassen." Ich verstehe sie, und ihre Angst ist berechtigt. Sie ist von ihrem Freund vollständig vereinnahmt worden, sie hat ihre Autonomie aufgegeben, sie ist ihm verfallen. Ihre einstige Liebesbeziehung hat sich in ein Abrissunternehmen verwandelt. Die verbale und häufig auch physische Gewalt hat in ihrer Partnerschaft Einzug gehalten. Diese junge Frau hat überhaupt kein Selbstwertgefühl mehr, wenn sie es denn je hatte. Er hat Angst, verlassen zu werden, sie hat Angst, keine Existenzberechtigung mehr zu haben, und so krallen sie sich aneinander fest, um zu überleben und nicht unterzugehen.

„Das ist das verzehrende Feuer der Leidenschaft", rechtfertigen die Romantiker. Ist Romantik es wert, nicht mehr selbst zu leben, sondern gelebt zu werden? Weil man fasziniert ist von der Zerstörung einer jungen Frau durch den Mann, den sie liebt? Romantik ist eine hübsche Idee, aber sie kann zur dramatischen Realität werden. Wenn die erste Verliebtheit zu Ende geht, wenn einer von beiden sich für jemand anderen interessiert oder sich körperlich zu jemand anderem hingezogen fühlt, ist die Trennung unvermeidlich. Die Gewalt steigt in dem Maß, in dem die Eigenliebe verletzt ist. Oft wird Rache nicht nur verbal oder physisch ausgelebt. Heute, mit den modernen Kommunikationsmitteln, findet sie eher im Internet statt. Über die sozialen Netzwerke lassen sich leicht Texte, Bilder und entwürdigende Videos verbreiten. Der Ex-Geliebte verfügt auf seinem Handy über ausreichend Sex-Material, um seine Rachegelüste ausleben zu können. Die Rachesex-Pornos sind inzwischen zum echten Phänomen geworden.

Als Virginie, eine 14-jährige Schülerin, ein Opfer von Rachesex-Pornos wird, veranlassen die Eltern auf Anraten des Direktors einen Schulwechsel. Allerdings hat das Foto von ihr, nackt in eindeutiger Stellung, auch schon an der neuen Schule die Runde gemacht. Das Internet hat keine

Grenzen. Wo sollte sie hingehen? In ihrer Verzweiflung hat Virginie Medikamente genommen, um dem Albtraum ein Ende zu machen. Eine Geschichte von Cybermobbing wie viele andere? Nein. Virginie war vorher mit dem Mobber zusammen gewesen. Sie hatte ihn geliebt. Virginie hatte gehofft, in den Augen ihres Freundes liebenswert zu sein, und er hat sie im Gegenzug als Prostituierte dargestellt. „Was lässt die sich auch so filmen? Sie schaut in die Kamera und sieht ganz einverstanden aus", werden später diejenigen sagen, die nicht wissen, wie weit eine Frau zu gehen bereit ist, wenn sie leidenschaftlich liebt.

Die Partnerschaft – ein sicherer Zufluchtsort
„Mein Onkel und meine Tante haben sich schon mit 13 kennengelernt und sind immer noch zusammen", erklärt mir eine Schülerin aus der 9. Klasse, denen ich gerade meine Vorbehalte gegen eine zu frühe feste Freundschaft erläutert habe. Es gibt immer eine Ausnahme, die die Regel bestätigt. Spontan fängt die ganze Klasse an, bei der Geschichte ihrer Klassenkameradin zu applaudieren, und sie rufen „Oh, wie süß!" Aber plötzlich meldet sich ein Mädchen zu Wort, das bisher noch gar nichts gesagt hatte: „Ihr meint wohl eher, das ist voll gruselig!" Alle hören auf zu reden: Ist es möglich, das man sich keinen Freund, keine Freundin wünscht, sobald man auf die weiterführende Schule kommt? Der Druck ist spürbar. „Mit jemandem zusammen sein" bedeutet, sozial zu existieren. Die Peergroup findet einen plötzlich attraktiv, weil da jemand ist, der einen interessant findet. Gleichzeitig isoliert sich das Paar. Das ist ziemlich paradox. „Ich habe jemanden zum Reden, der mich versteht", und mit

dieser besonderen Beziehung schließt man sich selbst aus der Gruppe aus. Die Exklusivität entfremdet, zumindest in der Zeit der ersten Verliebtheit, die alle Liebenden erleben. Die Welt könnte um sie herum zusammenbrechen, ihre Gefühle tragen sie in andere Gefilde. „Zusammen aufwachsen, das ist seltsam. Ich verstehe nicht, wieso man ein ganzes Leben mit jemandem verbringen will. Du bist dann dein ganzes Leben an jemanden gebunden", fährt sie fort. „Aber das ist doch die große Liebe", sagt ihre Banknachbarin und stößt sie mit dem Ellenbogen an, damit sie sich nicht mehr so aufregt.

Dabei wissen sie alle, dass eine Ehe auch schiefgehen kann, ist doch die Hälfte ihrer Eltern geschieden. Die meisten Ehen sind nicht unbedingt Traumpaare, wenn wir ehrlich sind. Warum wollen die Jugendlichen dann unbedingt eine Beziehung eingehen? Vielleicht sind es gerade die familiären Schwierigkeiten, die dazu führen, dass die Sehnsucht nach einer Liebesbeziehung schon für junge Jugendliche so überwältigend groß ist. Es gibt diejenigen, die versuchen, ihren Eltern zu beweisen, dass sie da erfolgreich sein können, wo jene gescheitert sind. Es gibt diejenigen, die darin tröstliche Geborgenheit suchen, um für einige Augenblicke der belastenden familiären Atmosphäre zu entfliehen. Es gibt diejenigen, die Bestätigung suchen und sich selbst beweisen wollen, dass sie liebenswert sind, wenn die Eltern nicht in der Lage sind, ihnen ihre Liebe zu zeigen, wenn sie ihnen nicht zeigen können, wie wichtig sie ihnen sind oder wie stark ihr Vertrauen in sie ist.

Die Partnerschaft ist zum Zufluchtsort geworden: Man erhofft sich von ihr Trost, Heilung und Heil. Wenn sie zur Zufriedenheit beiträgt, dann hat sie schon ihre Funktion erfüllt. Aber sobald sich Schwierigkeiten auftun und der andere mir nicht mehr das bieten kann, was ich suche oder was ich von ihm brauche, gerät die Partnerschaft in stürmische See und ist ernstlich in Gefahr.

Wenn du mich liebst, dann tust du das doch gerne
Wir sind schon fast am Ende der Stunde angelangt, und ich fische ein weiteres Papier aus meinem Hut: „Wenn man mit jemandem zusammen ist, wie weit muss man gehen, um dem anderen zu gefallen?" Wenn ich nicht gerade in diesem Klassenzimmer gestanden hätte, wäre ich nie auf den Gedanken gekommen, dass diese Frage von einem Mädchen der 9. Klasse gestellt würde. Ich hätte eher eine 30-Jährige vermutet, eine Frau voll von Selbstzweifeln, seit einigen Jahren verheiratet und Mutter von kleinen Kindern – im Grunde jemand wie ich selbst. „Ist die Liebe eine Selbstverleugnung oder eine Selbstbestätigung?", fragt sie sich vielleicht am Ende eines Tages, an dem sie sich für ihre Lieben so aufgeopfert hat, dass sie nicht mehr weiß, wer sie ist, was sie will und was sie wert ist.

„Oft fühlt man sich verpflichtet, den Forderungen vom Freund zu entsprechen, damit er einen nicht egoistisch findet", erklärt mutig ein Mädchen. „Es ist doch normal, dass man, wenn man jemanden liebt, ihm auch eine Freude machen möchte", rechtfertigt sich ein Junge. Die Liebe muss für alles herhalten. Jegliche Forderung wird mit der Liebe gerechtfertigt, denn in einer modernen Beziehung erwartet jeder vom anderen, dass man sich gegenseitig Zufriedenheit bietet. So kann man zum Beispiel hören: „Wenn ein Junge ein Mädchen wirklich liebt, dann verbringt er seine Ferien lieber mit ihr als mit seinen Kumpeln!" „Wenn du mich liebst, machst du Oralsex mit mir, das fände ich so toll!" und die Variante: „Kannst du mal meinem Freund einen Blowjob machen? Ach bitte, mach's für mich", „Ich bitte dich, geh heute Abend nicht zu dieser Veranstaltung. Tu's aus Liebe zu mir." „Komm schon, zeig mir mal Nacktfotos von dir. Das beweist mir, dass du mir vertraust." Wo zieht man da die Grenze? Mit welchem Vorwand kann man ablehnen? Muss man im Namen der Liebe alles akzeptieren? Das ist die logische Konsequenz, die sich aus der Vorstellung ergibt, eine Partnerschaft wäre ein sicherer Zufluchtsort, wo ich mich wohl fühle und gefeit bin gegen die Unsicherheiten des Lebens.

„Ich habe keinen Kontakt mehr zu meinen Freunden, ich habe extra wegen ihr auf ein Auslandssemester verzichtet, ich habe ihr beim Umzug geholfen, ich habe ihr Geschenke gemacht, aber das hat ihr alles nicht gereicht. Sie ist immer noch unzufrieden", erzählt mir dieser 26-Jährige in meiner Praxis. „Sie hat ein Problem, sie hat immer das Gefühl, sie wird nicht genug geliebt", ergänzt er noch. Ich frage zurück: „Und Sie, was ist Ihr Problem? Warum halten Sie derart an ihr fest?" Meine Frage erstaunt ihn, er ist verblüfft. „Vielleicht haben Sie Recht, das zu fragen. Ich glaube, ich wollte mir selbst beweisen, dass ich eine Frau glücklich machen kann. Ich will jedenfalls nicht wie mein Vater werden, der das nie geschafft hat, nicht bei meiner Mutter und auch bei keiner anderen Frau."

Single sein ist kein Wartesaal
„Single sein ist wie ein Wartesaal. Du schaust zu, wie sich einer nach dem anderen verliebt, und du wartest wie ein Idiot, dass du auch mal dran bist", hat früher mal eine Freundin zu mir gesagt. Die Märchen hinterlassen eindeutig ihre Spuren! In gewisser Weise sind wir wie Schneewittchen, die darauf wartet, dass eines Tages der Märchenprinz auf seinem weißen Ross daherkommt und sie erlöst. Wir dachten, wir seien endlich frei von diesem verzerrten Frauenbild. Wenn ich aber mit ein paar Freundinnen zusammen im Auto sitze und im Radio läuft das Lied der französischen Sängerin Jenifer „J'attends l'amour de mes rêves" (Übers.: Ich warte auf die Liebe meines Lebens. Ich warte auf die Liebe, die Zärtlichkeit und das Fieber. Sie kann kommen, ich bin bereit für die große Liebe. Ich warte nur auf die Liebe.), dann singen wir alle lauthals mit. Wir lachen darüber, aber – wir können alle den Text auswendig.

Einsamkeit fürchten wir wie die Pest. Alleine sein, und sei es nur physisch, ist das letzte Abenteuer dieser Zeit. Manchmal habe ich Gelegenheit, mit Jugendlichen einen Ausflug aufs Land zu machen. Dann machen wir einen kleinen Workshop, und wenn ich ihnen dann vorschlage, sich alleine einen Platz zu suchen und eine halbe Stunde die Natur zu genießen, verfallen sie in Panik. „Eine halbe Stunde? Das ist total viel!", schreien sie. Nach ein paar Minuten kann man beobachten, wie sie sich langsam wieder aufeinander zu bewegen. Das Alleinsein konfrontiert uns mit uns selbst und mit der beängstigenden Frage: Was werde ich finden? Allerdings verwechseln wir oft Alleinsein mit Einsamkeit. Das ist etwas völlig Unterschiedliches.

Einsamkeit bedeutet, ich bin weder mit anderen zusammen noch mit mir selbst: Ich fühle mich alleine. Dagegen kann ich sehr wohl alleine sein ohne dieses Unwohlsein, und ich kann mit mir selbst ins Gespräch kommen. Dann bin ich mit meinem Inneren in Kontakt und kann lernen, mir eine eigene Meinung zu bilden.

„Es ist nicht gut, dass der Mensch alleine sei, spricht Gott der HERR", zitiert Jérémie (24) schlau aus der dem ersten Buch der Bibel, um sich zu rechtfertigen, dass er seit seinem 13. Lebensjahr ein Mädchen nach dem anderen hat. Er hat Abenteuer gesucht, um zu fühlen, dass er ein Mann ist. Und er hat gehofft, das bei den Frauen zu finden. „Ehrlich, er ist so süß! Weißt du, was er neulich zu mir gesagt hat? Er hat zu mir gesagt: Du bist mein Abenteuer." Mit diesen Worten erzählt ein Mädchen ihren Freundinnen, dass sie jetzt mit ihm zusammen ist. „Dieser Typ lässt mir keine Luft mehr zum Atmen. Ich habe das Gefühl, ich bin alles für ihn, er kann nichts alleine machen. Kannst du dir das vorstellen?" Das ist der Moment, in dem sie ihm den Laufpass geben. Um ihn braucht man sich keine Sorgen zu machen. „Wenn eine weg ist, kommen zehn nach." Die Frauen lieben es, Mama zu spielen, vor allem wenn sie keine Kinder haben, aber im richtigen Alter dafür wären. Diese Abhängigkeit gefällt ihnen zuerst, dann erdrückt sie sie.

Das Alleinsein fruchtbar machen: zu sich selbst finden
Es ist toll, Single zu sein. Man kann reden, mit wem man will, ausgehen, mit wem man will, tanzen, mit wem man will, flirten, mit wem man will, man ist einfach frei, zu tun und zu lassen, was man möchte. Allerdings ist man

durch diese Freiheit auch gezwungen, sich seine eigenen Wünsche bewusst zu machen: Was will ich eigentlich? Durch diese Frage kann das „Ich" nach und nach zum Vorschein kommen und sich durch die Äußerung des eigenen Willens Gehör verschaffen.

Das Erlebnis des Alleinseins ist eine grundlegende Erfahrung, durch die man erst zu einem wirklich freien und selbstständigen Menschen wird. Deshalb gibt es nichts Besseres als eine Jugend als Single. Dann gewöhnt man sich daran, mit sich selbst im inneren Dialog zu sein. Wenn man dann eine feste Bindung eingeht, ist man in der Lage, Momente des Alleinseins zu erleben, während man gleichzeitig mit jemand anderem zusammen ist, ganz bei sich zu sein und ganz beieinander. Wenn man also die Möglichkeit zu dieser Erfahrung bereits in der Jugend hat, warum sollte man warten, bis man 40 ist, drei Kinder hat und schon einige Jahre verheiratet ist? Natürlich ist es auch dann immer noch möglich, und es bleibt auch wichtig. Aber der Preis, den man zahlen muss, ist sehr, sehr hoch, wenn man erst in eine Lebenskrise geraten muss, um das zu lernen. Um gar nicht erst in eine solche Situation zu geraten, sollte man die Begegnung mit sich selbst nicht aufschieben, sondern sich möglichst regelmäßig die Möglichkeit dazu schaffen.

Einer der Gründe für das häufige Scheitern von Partnerschaften liegt darin, dass man sich zu viel davon erhofft. Man hätte gerne, dass der andere uns rettet, dass er in gewisser Weise Gott ist. Nur dass das nicht möglich ist – leider! Man muss also wohl oder übel sein Leben selbst in die Hand nehmen wie ein Großer und sich seinen Verletzungen, seinen Ängsten und seinen Schwächen stellen, anstatt vor ihnen zu fliehen und sie der Paarbeziehung aufzubürden. In meiner Praxis beobachte ich häufig, dass „Paarprobleme" in der überwiegenden Mehrzahl Probleme des Einzelnen sind, die dann aber in der Beziehung wieder hochkommen. Beide Partner brauchen dann eher eine individuelle Begleitung, damit sie wieder lernen, zu lieben und sich lieben zu lassen.

So ist es auch bei den Jugendlichen: Man muss aufhören, die Sexualpädagogik nur mit der Blickrichtung der Beziehung Junge–Mädchen oder aus der Perspektive des Paars zu sehen. Die wirklich wichtige Frage ist die nach der persönlichen Identität: „Wer bin ich?" Wir sollen ihnen helfen, eine Antwort auf diese Frage zu finden, ihre Persönlichkeit und Individualität zu entfalten, um eines Tages – wer weiß – (denn Persönlichkeitsfindung ist ja kein Selbstzweck!) fähig zu werden, eine dauerhafte Partnerschaft zu leben. Dazu bedarf es dreier eigenständiger Einheiten: Du, Ich und unsere Partnerschaft, um unser Bedürfnis nach Einheit zu verwirklichen und nicht im Wunsch nach vollständiger Verschmelzung zu verharren.

Und die Moral von der Geschichte: Werdet zur Pocahontas (oder zur Rebellin, je nach Disneyfilm), aber wartet nicht wie Schneewittchen auf einen Märchenprinzen – überlasst sie lieber ihren Zwergen!

Anmerkungen

Was Hargot beschreibt, lässt sich 1:1 für die Situation von Jugendlichen und jungen Erwachsenen in Deutschland übertragen. So bestätigen die Shell-Jugendstudien immer wieder aufs Neue, wie wichtig es jungen Menschen ist, eine romantische Zweierbeziehung einzugehen.

Sexualwissenschaftler verweisen dann gerne darauf, dass man daran doch erkennt, dass Pornografie gar keinen Einfluss hat. Sie übersehen dabei aber, dass es sich in Wirklichkeit nur um zwei Seiten derselben Medaille handelt: die völlige Orientierungslosigkeit und das Bedürfnis nach Werten, Normen und Sicherheit, die von den Erwachsenen nicht gegeben werden können oder wollen.

Eine Sexualpädagogik, die Sexualität als Konsumartikel verkauft, hat auch kein Verständnis dafür, dass das, was junge Menschen erzählen, zumeist Selbsttherapie ist. Unter der selbstbewussten Fassade verbirgt sich ein Mangel an Lebenserfahrung und auch Hunger nach Anleitung. Besonders fällt dies in den Bildern von Paarbeziehungen auf, die einen religiösen Zug von Erlösung haben, der aber konterkariert wird durch die Furcht, etwas zu verpassen, wenn man sich zu früh oder zu eng bindet. Auch in Deutschland werden dringend Sexualpädagogen benötigt, die Sexualität nicht nur als sexuelle Lust definieren, sondern als Mann- und Frausein, um Mädchen und Jungen in ihren Entwicklungsbedürfnissen ernst zu nehmen.

Hargot legt sehr präzise die Finger in die Wunden einer zugleich lüsternen wie romantisch-naiven Verfasstheit, die nur zu Frustration und Verletzung führt. Jede Begegnung mit einem anderen erfordert zunächst eigene Selbsterkenntnis. Die sexuelle Körperkenntnis ist davon nur ein Teil und möglicherweise nicht einmal der wichtigste.

Homosexuell sein oder nicht – das ist die Frage, die sich nicht stellt

„Was, du weißt nicht, dass Martin schwul ist?" Vor den Schultoren nutzen die Jugendlichen die Raucherpause, um sich den neuesten Klatsch und Tratsch zu berichten. „Ehrlich gesagt, das sieht man auch", fügt eine andere hinzu. „Na, dann kann Zoé ihre Hoffnungen ja begraben!", da sind sie sich einig. „Die sind voll süß zusammen, er und sein Freund", findet gerührt eins der Mädchen. „Genau, das ist voll schön, die zusammen zu sehen, die sind so verliebt", bekräftigt ihre Freundin. Die Jungen sind etwas zurückhaltender, aber sie lassen sich auch von der Begeisterung der Mädchen über diese Neuigkeit anstecken. Wenn man sie so hört, gibt es keinen Zweifel, dass die Beliebtheit von Martin auf ihrem Höhepunkt ist. Die Enthüllung seiner mutmaßlichen Homosexualität hat ihm den Respekt seiner Schulkameraden eingebracht. Genau zu wissen, wer man ist, und das stolz vor den anderen zu zeigen, das wünschen sie sich in Wahrheit alle. Martin hat es geschafft. Und darüber wird geredet.

Die Aufregung über diese Nachricht ist mit den Händen greifbar. Martin hat es mit einem Schlag zum idealen Freund der jungen Mädchen gebracht, dem sie sich vorbehaltlos anvertrauen können, denn bei ihm gibt es in Zukunft keine Zweideutigkeiten mehr. „Mein bester Freund ist schwul", es gibt nichts Besseres gegen die Eifersucht der vorübergehenden oder dauerhaften Freunde. „Ich bin schwul", es gibt nichts Besseres, um sich den Mädchen zu nähern. Die Enthüllung der Homosexualität wirkt wie eine Erleichterung: „Niemals wird etwas zwischen uns stehen", dieses „Etwas", diese sexuelle Anziehungskraft, die sonst immer die Beziehungen zwischen Jungen und Mädchen durcheinanderbringt.

Freundschaft verspricht da Dauer, wo romantische oder intime Beziehungen eingegangen und wieder gelöst werden wie Fast Food. Sie werden mit demselben Vergnügen und zwangsläufig mit demselben Ekelgefühl für die Art, wie es dargeboten wird, konsumiert. Das Ausbrechen aus der Anziehungskraft der Geschlechter wird für diese Generation, die von der Liebe und der Sexualität zwischen Mann und Frau enttäuscht ist, die glaubt, Freundschaft ist dauerhafter als eine Paarbeziehung, zum neuen Heiligen Gral.

Und du, was bist du?
„Und du, was bist du?" ist zur Frage geworden, mit der wir uns gegenseitig einordnen. „Bist du Homo, Hetero oder Bi?", das möchten wir gerne wissen. Naja, nicht

von mir. Ich bin ja verheiratet, da ist die Sache klar: Ich gehöre zur Gruppe der Heterosexuellen. Aber den anderen, die sich noch nicht „festgelegt" haben, wird diese Frage wie beim Flaschendrehen gestellt und neugierig auf die Antwort gewartet. Etwas weniger verbreitet stellt auch „transsexuell" eine der Antwortmöglichkeiten dar oder „asexuell" für die, die gar kein sexuelles Interesse haben.

Die Identitätssuche – die ganz und gar zur Adoleszenz gehört – beinhaltet heute auch die Frage nach der sexuellen Orientierung: „Sag uns, wen du begehrst, und wir sagen dir, wer du bist." Es gab eine Zeit, in der politische Ideologien den krisengeschüttelten Jugendlichen zur Identitätsfindung dienten. Aber heute kristallisiert sich alles an der Frage der sexuellen Orientierung.

Für die Erben der sexuellen Befreiung ist es nicht sinnstiftend, nach der Pubertät den Körper eines Mannes oder einer Frau zu haben. Man glaubt, befreit zu sein von einem biologischen Determinismus, moralischer oder religiöser Doktrin jedweder Couleur. Nichts und niemand hat das Recht, uns unsere Lieben und Vorlieben oder unser Geschlecht vorzuschreiben. Man ist sexuell befreit, aber paradoxerweise verweigert man sich der klaren und eindeutigen Beantwortung der Frage der sexuellen Orientierung. Wenn man wirklich frei ist, muss man sich entscheiden. Das ist die Botschaft der Medien, vor allem der Regenbogenpresse, und das höre ich immer wieder in den Gruppen, die ich begleite.

„Coming out" – aber warum?

Martin hat sich entschieden. Er weiß, wer er ist, und das zeigt er. Genau wie die Politiker, Intellektuellen oder Sportler, Schüler, diese Freundin, dieser Onkel oder diese

Tante, die eines Tages öffentlich dazu stehen: „Ich bin homosexuell." Damit wollen sie sagen: „Ich habe homosexuelle Wünsche, Träume und Liebesbeziehungen. So ist das eben. Ich bitte euch, mich so zu akzeptieren. Ich bitte euch, nicht zu versuchen, mich zu ändern."

Diese Bitte erscheint legitim, vor allem vor dem Hintergrund, dass bis 1974 Homosexualität noch als Geisteskrankheit galt; vor allem vor dem Hintergrund, dass in einigen Ländern gleichgeschlechtlicher Verkehr auch heute noch mit der Todesstrafe geahndet wird; vor allem vor dem Hintergrund, dass für diejenigen, die nicht von einer Liebe zu einem andersgeschlechtlichen Partner träumen, das oft den Ausschluss von familiären oder gesellschaftlichen Bindungen bedeutet; und auch vor dem Hintergrund, dass sie weitaus häufiger selbstmordgefährdet sind.

Ja mehr noch, diese Menschen wurden als anomal und krankhaft eingestuft und ihre menschliche Würde wurde mit Füßen getreten durch moralische und religiöse Verbote, durch eine psychomedizinische Debatte, die ihre Wurzeln im 19. Jahrhundert hat, eine Debatte, die die Menschen auf ihre Sexualität reduziert. Das ist der Stand heute. Die Pathologisierung der Homosexualität, die Einstufung als Krankheit, hat dazu beigetragen, dass eine Verhaltensweise so umdefiniert wurde, dass sie als wesentlicher Teil der Persönlichkeit eines Menschen galt, denn mit ihrer „Behandlung" tat man sich schwer. Das war meines Erachtens der Wendepunkt. Die Psychologen und Mediziner damals haben aus der Homosexualität eine Frage der Identität gemacht.

Zwangsläufig wurzelt also das der Homosexualität inhärente Unwohlsein ganz offensichtlich in der Ablehnung der Gesellschaft, obwohl das sicher nicht der einzige Grund ist. In einem solchen Klima ist die Verteidigung der Homosexuellen zur Notwendigkeit geworden gegen die Woge der Respektlosigkeit und Geringschätzung, die sie trifft. Wie sollte man auch tolerieren, dass liebenswerte und liebevolle Menschen einzig wegen ihrer sexuellen Vorlieben und Wünsche sozial herabgewürdigt und abgelehnt werden? Es musste also eine politische Lösung gegen die soziale Diskriminierung gefunden werden. Da gab es keine bessere Rache als eine Umwandlung der Schmach in Stolz.

Die „Christopher-Street-Day-Paraden" sind dabei die bedeutendsten Demonstrationen. Indem sie in übertriebener Weise mit den Karikaturen spielen, sich die Beleidigungen zu eigen machen, sich vor allem über diese „fremde" Seite lustig machen, entziehen sie der Scham das tödliche Gift. So ziehen unter derselben Flagge, einer Flagge in den Farben des Regenbogens, die unterschiedlichsten Gruppierungen her, alle vereint in dem Ruf: „So bin ich, und darauf bin ich stolz!" Die Komplexität der Sache ist den Verfechtern der Sache der Homosexuellen dabei nebensächlich. Von „man" und „wir, die Homosexuellen" zu sprechen, ist eine erfolgreiche Strategie, um sich politisches Gehör zu verschaffen.

Homosexualität als Frage der Identität wurde zu einer Ideologie, die sie sich im Kampf um ihre Rechte und in ihrem häufig übersteigerten Bedürfnis nach Anerkennung zu eigen gemacht haben. Dadurch ist gleichzeitig ein kritischer Umgang mit Homosexualität unmöglich geworden. Unter dem Vorwand, man mache sich zum Richter über einzelne Personen, ist ein bloßes Nachdenken über die Homosexualität an sich nicht mehr zulässig. In dem Moment, in dem sie zum konstitutiven Element der Identität gemacht wird, wird sie im Namen des Respekts vor den Menschen unabänderlich und unantastbar. Homosexualität zu kritisieren kommt der Infragestellung aller homosexuellen Menschen gleich. Sich gegen die Gewährung von weiteren Rechten zu äußern wird zur Diskriminierung von einzelnen Menschen. Und plötzlich, immer noch entsprechend dem philosophischen Konzept, nach dem der Mensch die Summe seiner Handlungen und seiner Gedanken sei, wird der Kritiker als „homophob" abgestempelt, und er wird sozial und rechtlich für seinen Mangel an Respekt abgestraft. Die öffentliche Debatte ist verhärtet, nun kann eine politische Agenda auf den Weg gebracht werden, die bereits im Detail vorbereitet ist – genial!

Homosexualität – Das neue Tabuthema
Während „die Homosexuellen" medial überrepräsentiert sind, ist Homosexualität in Wahrheit eines der größten Tabuthemen unserer modernen Gesellschaft geworden. Man spricht über „die Homosexuellen", aber nicht über Homosexualität. Für die Jugendlichen ist das Recht, über sich selbst zu bestimmen, sehr beängstigend angesichts einer Realität, von der sie überhaupt keine Ahnung haben. „Woher weiß man, ob man homosexuell ist?", ist eine der Fragen, die mir in meiner 10-jährigen Arbeit mit Jugendlichen wohl am häufigsten gestellt wurde. Bei therapeutischen Begleitungen oder in meiner Praxis stürmen diese Sorgen von allen Seiten auf mich ein. Da die Frage

so existenziell ist, werden die Befürchtungen umso größer: „Bin ich, oder bin ich nicht?"

Wenn man die Jugendlichen befragt, erhält man einhellig Antworten, die zum Experiment ermutigen: „Das muss man ausprobieren! Probieren geht über studieren. Man weiß doch, was einem gefällt, was einen erregt ..." Im Internet, in Zeitschriften gibt es eine Fülle an Tests der Art: „Warst Du schon mal erregt von einer Freundin/ einem Freund (gleiches Geschlecht)?" „Du sollst jemanden (gleiches Geschlecht) küssen. Wie reagierst du?" „Wenn du einen Porno schaust, erregen dich Sexszenen von zwei Mädchen/Männern?" oder „Hast du schon mal geträumt, dass du schwul/lesbisch bist?" Durch das Ankreuzen von Kästchen erwartet man sich dann ein Ergebnis.

Auch das Fernsehen kämpft mit ständig neuen Realityshows um die Gunst der Jugendlichen, die auf der Suche nach sich selbst sind. Da stellen die Kandidaten ihre sexuellen Vorlieben zur Schau und suchen dabei doch nur eine Bestätigung ihrer Persönlichkeit. Radiosendungen, deren Botschaften sogar bis in die Kinderzimmer vordringen, können noch schädlichere Wirkung entfalten, denn sie verleiten dazu, tausenden anonymen Zuhörern intime sexuelle Erlebnisse mitzuteilen. Dabei folgt eine abenteuerliche sexuelle Beichte auf die andere – immer ermuntert vom Lachen der Moderatoren in ihren Mittvierzigern. Der mächtigste Akteur bei dieser Suche nach Identität aber ist unbestreitbar die Pornoindustrie, die schon den Allerjüngsten alle Möglichkeiten der sexuellen Spielarten darbietet. In diesem Spiel mit den Bildern verwischen echte Frauen und Männer und werden auf bloße Körperteile reduziert, die ihrem Sexualtrieb willenlos unterworfen sind. Die Erregung des Voyeurs ist in Geiselhaft und wird zum Maßstab für die Identität. „Ich bin 15 Jahre alt, und ich schaue Schwulenpornos, also bin ich schwul", vertraut mir ein Jugendlicher an.

„Es ist wirklich unerträglich, sobald man einem Freund näherkommt, fangen die Leute an, Witze zu machen, und unterstellen einem, man wäre ein Homo", erklärt mir Hugo. „Man kann nicht ganz normal befreundet sein, ohne dass den Leuten gleich diese Gedanken durch den Kopf gehen", fährt er fort. Und er hat Recht. Sogar wenn wir jungen Erwachsenen zwei Männer oder zwei Frauen sehen, die sehr nah beieinander sind, kommen uns Zweifel über die Art ihrer Freundschaft. „Ihr passt wirklich gut zusammen!" Wann ist ein Mann ein Mann? Wann ist eine Frau eine Frau? „Nun kommt schon: Ihr beiden schwebt ja total im siebten Himmel!" „Ihr wisst ja, wir sind da ganz offen. Heute ist ja alles möglich!" Da man zweifelt, versucht man, die eigenen Ängste und Befürchtungen humorvoll auf die anderen zu übertragen – ein perfektes Ventil. Allerdings verändern sich die Freundschaften durch diese Unterstellungen genauso wie besondere Freundschaften zwischen Mädchen und Jungen zur Zielscheibe des Interesses werden: „Was ist da wohl zwischen denen? Meinst du, sie sind zusammen? Denkst du, sie haben's schon gemacht?" Es gibt keine Beziehungen mehr, die von der Frage nach Sex losgelöst wären, sie ist überall, und sie betrifft jeden.

Homosexuell sein, das gibt es nicht
Diese Ratschläge wären perfekt, wenn der Körper eine seelenlose Maschine wäre, die Lust liebevoll und treu, wenn die Träume auf ewig fixierte Bilder wären oder eine

Affäre lediglich eine Frage des Willens. Dann könnte jede und jeder von sich sagen, ich bin homosexuell, oder ich bin heterosexuell oder was immer er oder sie möchte. Die Schlauesten würden es vorziehen, keine Entscheidung zu treffen, und von sich sagen, sie sind „bi". Allerdings ist die Realität der Sexualität weit komplizierter.

„Ich bin homosexuell, aber ästhetisch und intellektuell fühle ich mich von Frauen angezogen. Aber ansonsten regt sich da bei mir gar nichts. Denken Sie, das ließe sich ändern?" Oder: „Ich hab' total Angst, ich könnte lesbisch sein, dabei fühle ich mich von Jungs viel mehr angezogen. Als ich klein war, habe ich manchmal mit meiner Cousine Doktorspiele gespielt, und man sagt doch, dass Homosexualität schon in der Kindheit anfangen kann. Jetzt bin ich 18, und ich möchte wissen, wie es mit mir weitergeht." Oder: „Sollte ich mich getäuscht haben? Ich bin verheiratet, aber ich habe lesbische Träume, die mich total beherrschen ... Bin ich lesbisch? Sollte ich es mal ausprobieren, um es herauszufinden?" Wie kann man die eigene Identität bestimmen, wenn sie von den Sehnsüchten abhängig ist? Da es so viele Sehnsüchte gibt, an welche soll man sich zu welchem Zeitpunkt im Leben halten, um seine Identität zu finden? Wenn sie sich widersprechen, ist dann die sexuelle Anziehung wichtiger oder die Verliebtheit? Da das ein vorübergehendes Gefühl sein kann, wäre dann die prägnanteste Fantasie eine gute Orientierungshilfe, oder soll man sich doch lieber an die bestehende Paarsituation halten, wenn es darum geht, das Selbst zu bestimmen? Wie kann man das wissen? Wer kann das sagen?

Die Situation ist unbequem, leicht kann da Panik entstehen. Jugendliche beobachten ihre Sehnsüchte sehr aufmerksam, erschreckenderweise beherrschen sie oft ihr ganzes Denken und Fühlen. Wenn sich auch nur das leiseste Gefühl für jemand Gleichgeschlechtliches zeigt, kommt gleich die bange Frage: „Heißt das, ich bin lesbisch/schwul?" „Homosexuell sein" erscheint wie ein festgelegter, nicht mehr änderbarer Zustand („Entweder bist du's, oder du bist es nicht") und ist damit gleichbedeutend, sich nicht mehr in jemanden des anderen Geschlechts verlieben zu können oder keine Liebesbeziehung zwischen Mann und Frau mehr eingehen zu können. „Homosexuell" oder „heterosexuell" zu sein macht Angst. Der Einzelne fühlt sich eingeschlossen in seinem festgelegten sexuellen Schicksal. Mehr denn je wirkt die Sexualität beängstigend, denn sie scheint die gesamte Existenz zu bestimmen.

Die missachtete Würde des Menschen

Homosexuell sein oder nicht sein, das ist die Frage, die man sich gar nicht stellen sollte. Ganz einfach, weil es ein „homosexuell sein" nicht gibt. Das ist ein rein ideologisches Konstrukt! Du bist Marcel, Estelle, Gabriel oder Michelle, aber du bist nicht „homosexuell", „heterosexuell", „transsexuell", „bisexuell" oder welche Kategorie auch immer, in die man dich pressen will, so dehnbar dieser Begriff auch jeweils sein mag.

Du magst verliebt sein in jemanden oder dich sexuell angezogen fühlen von jemandem deines eigenen Geschlechts, du kannst alle möglichen Fantasien haben, du kannst eine Neigung haben, dich so oder so zu geben, du kannst Lust in sehr unterschiedlichen Situationen empfinden, du kannst dich entscheiden, mit wem du Sex haben willst ... Aber auf gar keinen Fall bestimmen dich diese Erfahrungen in deiner tiefsten Persönlichkeit. All das gehört zu den Äußerlichkeiten, nicht zu dem, was deine Existenz ausmacht. Das Sein eines Menschen ist nicht abhängig von seinen Sehnsüchten, seinen Wünschen, seinen Fantasien, seinem Sexualleben, dem Familienstand oder seinen Werten. Natürlich spielen sie im Leben eine wichtige Rolle, aber man darf sich nicht darauf reduzieren lassen.

Das trifft natürlich in besonderem Maß auf die Sexualität zu, die naturgemäß komplex und sehr unterschiedlich, ja widersprüchlich ist. Die Identifizierung mit etwas, was sich letztlich nur als „oberflächliche Identitäten" herausstellt, die zeitlich und räumlich begrenzt sind, verhindert alle Entwicklungsperspektiven. Man erfindet ein Etikett, sperrt damit das Individuum ein und beraubt es seiner Freiheit. Wir sollten nicht mehr sagen: „Ich bin hetero", „Ich bin verliebt", „Ich bin zusammen mit", und damit das Erleben mit dem „Sein" verbinden, sondern wir sollten lernen, das Erleben mit anderen Verben auszudrücken: „Ich liebe", „Ich fühle mich hingezogen zu", „Ich lebe in einer Paarbeziehung". Denn ich bin mehr als meine Gefühle, meine Sehnsüchte und meine Beziehungen. Indem wir unsere Sprache und unsere Formulierungen der Situation anpassen, kann die Angst verschwinden, denn wir haben ihr einen Namen gegeben. Das Individuum hat die Angst im Griff, es kann versuchen, sie zu verstehen, sie zu entdramatisieren, und sich entscheiden, wie es damit verfahren will. Diese Arbeit der „Desidentifikation" ist unerlässlich, um Freiraum zu gewinnen. Man kann wieder durchatmen.

Immer wenn jemand auf seine sexuellen Vorlieben reduziert wird, ist seine Würde als Mensch davon betroffen. Immer wenn man sexuelle Erfahrungen vereinfacht, tappt man in die Falle der Ideologie, die mit der Realität nichts zu tun hat. Die zu Beginn des Kampfs für die Gleichberechtigung vorherrschende Ideologie hat unsere Sichtweise auf die Sexualität weit über die Frage nach der Homosexualität hinaus geprägt. Die schädlichen Auswirkungen der politischen Grabenkämpfe und der taktischen Schachzüge, die diesen Kampf um die soziale Anerkennung jedes einzelnen Homosexuellen kennzeichnen, sollten uns eine Lektion sein für alle Formen von sexuellen Vorlieben, die im Moment in Verruf geraten sind. Regelmäßig bekomme ich Briefe wie diese: „Guten Tag. Ich schreibe Ihnen heute, weil ich mich frage, ob ich homosexuell und pädophil bin, denn ich bin 16 und fühle mich zu jüngeren Jungen hingezogen." Oder: „Ich glaube, ich bin zoophil. Ich stelle mir dauernd Sexszenen mit Tieren vor. Das beschäftigt mich total, und ich würde es gerne ausprobieren, ob ich das wirklich bin", hat mir ein 15-jähriges Mädchen anvertraut ebenso wie viele andere in den letzten Jahren. Wenn das wirklich ihre Vorlieben sind, warum soll man sie dann dafür verurteilen? Warum sollte man ihnen das aus moralischen und rechtlichen Gründen verbieten, wenn sie das aus freiem Willen und im gegenseitigen Einverständnis tun?

„Das hat doch damit gar nichts zu tun, es ist ein Skandal, erst fängt man mit Homosexualität an und dann endet es bei Pädophilie und Sodomie!", kann man sich empören. Ehrlich gesagt, ging es mir gar nicht um Homosexualität. Ich bin alarmiert, wenn die Frage nach der Selbstbestimmtheit auf der Frage nach den sexuellen Vorlieben beruht. Ich bin alarmiert, wenn Wünsche und sexuelles Verhalten mit dem Verb „sein" ausgedrückt und als Identität dargestellt werden. Ich bin alarmiert, wenn Sexualität unter den Jugendlichen heute Ängste und Befürchtungen auslöst. Ich bin alarmiert, dass unsere Gesellschaft heute nicht zu einer wirklichen Debatte über die verschiedenen Sexualpraktiken in der Lage ist, weil sie durch ihre philosophische Verblendung den Menschen nicht von seinen Handlungen trennen kann.

Das ist die eigentliche Schlüsselfrage.

Anmerkungen

Für deutsche Verhältnisse ist das eine revolutionäre Schlüsselfrage. Noch immer gilt es hier als unantastbares Tabu, Nicht-Heterosexualität zu diskutieren oder zu hinterfragen. Die in Lobby-Organisationen zusammengeschlossenen Wächter einer orthodoxen Auslegung von sexueller Identität ignorieren wissenschaftliche Erkenntnisse und zeichnen das Bild einer Identität, die, einmal festgestellt, nicht mehr hinterfragt werden kann.

Auch homosexuell empfindende und lebende Menschen werden häufig der Homophobie beschuldigt, wenn sie versuchen zu differenzieren und sich dagegen wehren, auf einen einzigen Aspekt ihrer Persönlichkeit festgelegt zu werden. Gerade Kindern und Jugendlichen wäre aber in ihrer Entwicklung mehr damit gedient, sexuelle Präferenz entspannter vermittelt zu bekommen, um die ganze Bandbreite der Gefühle zu entdecken, die mit den Begriffen „Liebe" und „Lust" umschrieben werden.

Beziehungen auf sexuelle Vorlieben alleine zu fokussieren und damit zu reduzieren, beraubt uns vieler

Entwicklungsmöglichkeiten. In Deutschland nehmen deshalb viele Jugendliche und junge Menschen eher für sich in Anspruch, bisexuell veranlagt zu sein. Damit holen sie sich die Freiheit der Selbstbestimmung und der Entwicklung zurück. Die Ergebnisse der sexualwissenschaftlichen Forschung der letzten Jahre bestätigen sie darin.

„Zieh dir was über!" oder der Umgang mit Gefahren

Die Musik ist laut, der Kopf dreht sich schon vom Alkohol. Auf einem Sofa küssen sich Paul und Julie. „Wenn ihr wollt, könnt ihr hochgehen", flüstert ihnen die Gastgeberin des Abends ins Ohr und macht eine anzügliche Geste. Sie stehen auf und gehen leicht benebelt ins obere Stockwerk. Die ersten Zimmer sind schon belegt. Oben hat das Fest eine ganz andere Wendung genommen, was das verliebte Pärchen noch mehr in Stimmung bringt. Das Elternschlafzimmer ist frei, dort legen sie sich ins Bett, umarmen und streicheln sich. „Scheiße, ich habe unten in meiner Jacke die Kondome vergessen", bemerkt er, als er sich schon heftig in ihr bewegt. Naja, nicht so schlimm, sagt sich Paul. Es ist ihr erstes Mal.

Kurze Zeit später liegt das Pärchen nebeneinander auf dem Bett. „Ich muss dir was sagen. Ehrlich gesagt, ich hab's schon mal gemacht. Aber das eben mit dir, das war wie ein erstes Mal." Egal, sagt sich Paul, es war gut. Er ist 15 1/2, sie fast 17. Sie sind seit etwas mehr als einem Monat zusammen, sehr verliebt und zufrieden, dass sie es endlich getan haben. „Hey, was geht ab bei euch beiden?", fragt ein sichtlich angeheiterter Junge und öffnet unvermittelt die Zimmertür und brüllt ihnen zu: „Wenn ihr fertig seid, kommt nach unten zum Tanzen." Fröhlich stehen Paul und Julie auf, ziehen sich wieder an, trinken noch ein Glas und lassen sich zur Musik treiben, diskutieren ohne Sinn und Ziel, jederzeit bereit, die Welt zu verbessern, im Taumel ihrer ausgelassenen Clique, einer verwöhnten Großstadtjugend.

Am nächsten Morgen, noch völlig verkatert, das Haus sieht aus, als hätte eine Bombe eingeschlagen, kommen mit dem langsamen Erwachen vage Erinnerungen an den letzten Abend: „Du hast ja gestern gar nichts übergezogen. Oh, Scheiße, das ist voll der Mist jetzt!" „Ja, es tut mir leid!" sagt Paul. „Ich hab's verpeilt. Außerdem war's unten in meiner Jacke! Das war echt voll blöd von mir!" Sofort machen sie sich auf den Weg und suchen eine Apotheke in der Nähe. Es ist Sonntagmorgen, und alle sind geschlossen. Später am Tag können sie sich die Pille danach besorgen. Julie nimmt sie ein und beide sind beruhigt. Die Dummheiten vom Abend vorher sind beseitigt, das Leben kann weitergehen.

Was beide nicht wissen, ist, dass Paul sich an diesem Abend mit Humanen Papillomviren (HPV) angesteckt hat. Paul hat es nicht gemerkt, weil der Erreger für den Menschen meistens harmlos ist. Einige Jahre später ist die Krankheit bei Clémence, Pauls Freundin, durch einen

Abstrich entdeckt worden. Es besteht die Gefahr, dass sich bei ihr am Gebärmutterhals Krebszellen entwickeln können. Clémence bekommt es mit der Angst zu tun. Ab jetzt muss sie sich regelmäßig ärztlich untersuchen lassen. Die Ärzte versichern ihr, dass eine wirksame Behandlung möglich ist, wenn die Krankheit rechtzeitig entdeckt wird. Dennoch ist Clémence auf Paul wütend: „Paul ist schuld!" Sie hat Angst vor dem Sex. Aber das sagt sie ihm nicht, denn sie will ihre Beziehung nicht gefährden.

Das rapide Ansteigen von sexuell übertragbaren Krankheiten
Diese Geschichte ist erschreckend banal. Ich denke an Éloise, die sich mit 18 von einem Mann, mit dem sie ein kurzes Abenteuer hatte, mit einem Genitalherpes angesteckt hat. Marine hat sich mit 21 mit einer Chlamydien-Infektion angesteckt, weil ihr Freund sich diese Bakterien bei einem Seitensprung auf einer Urlaubsreise zugezogen hatte. Ähnliches ist Estelle passiert. Sie ist 30 Jahre alt, seit vier Jahren verheiratet, zwei Kinder. Ihr untreuer Ehemann hat sie mit einem Virus angesteckt – doppelter Schmerz! Zoé ist von ihrem Erasmus-Studienaufenthalt in Argentinien ebenfalls mit HPV zurückgekehrt. Es gibt viele solcher Beispiele. Clémence ist 20, und sie liebt Paul, aber ihr Intimleben ist seither schmerzhaft für sie. Sie kann sich nicht öffnen, die Penetration tut ihr weh. Sie hat keine Lust mehr zum Sex. Paul ist geduldig und verständnisvoll. Ihre gemeinsame Liebe ist stark, und sie haben viele Zukunftspläne. Aber der körperliche Aspekt ihrer Zweisamkeit ist gestört, und so kommt es zum Bruch. Erst vier Jahre später kann Clémence in meiner Praxis ihre

Angst und ihre Wut herauslassen, die sich tief in ihr eingegraben und ihr Verhältnis zu Männern und zum Sex maßgeblich verändert haben.

In meiner Praxis haben mir so viele junge Frauen von ihren Infektionen berichtet, dass ich mich frage, wie viele Frauen wohl verschont bleiben. Diese Geschichten sind trauriger Alltag geworden.

Die sexuell übertragbaren Infektionen und Erkrankungen haben sich in den letzten Jahren rasant ausgebreitet. Man muss nicht erst ans andere Ende der Welt gehen, um sich damit anzustecken. Das kann sehr leicht in unseren Schulen, Universitäten und Hochschulen passieren. Es gibt sogar wieder Syphilis, von der man dachte, sie sei ausgestorben, und die Gefahr von Aids schwebt auch noch drohend über uns. Dieser Befund ist alarmierend.

Dabei kann man sich der allgegenwärtigen Propaganda für Verhütungsmittel gar nicht entziehen. Überall im öffentlichen Raum oder im Fernsehen gibt es groß angelegte Anzeigenkampagnen, die die Verwendung von Kondomen im Kampf gegen die Ausbreitung dieser Krankheiten anraten. Sogar in den Lehrplänen der Schulen gibt es Aufklärungsunterricht, oder vielleicht sollte man eher sagen: „Informationen über die mit der Ausübung von Sex verbundenen Risiken". Julie, Paul, Éloise, Marine und Zoé gehören einer gehobenen Schicht an. Sie haben einen Hochschulabschluss und ein gutes Einkommen. Es liegt hier also nicht an Informationsmangel, dem Preis für Präservative oder ihrer Zugänglichkeit, denn sie sind überall verfügbar, in jeder Straßentoilette steht ein Kondomautomat. Warum also? Wie lässt sich dieses vollständige Versagen erklären?

Das Versagen von „Safer Sex"

„Wir bekamen alle eine Gurke in die eine Hand und ein Kondom in die andere, damit wir üben konnten, wie man das am besten überzieht", erzählt mir Jeanne, eine der pickeligen 13- oder 14-Jährigen der 8. Klasse, über den Sexualkunde-Unterricht, der im allgemeinen Lehrplan für dieses Alter vorgeschrieben ist. „Das war der Praxisteil. Vorher gab es eine Fragestunde von unserem etwa 50-jährigen Lehrer über die beste Art, Sex zu haben." „Alle fühlten sich total unwohl, und die Stunde ging unter peinlichem Gekicher zu Ende. In den Stunden danach haben sich die Zeichnungen mit sexuellem Inhalt in den Schulheften und auf der Tafel vervielfacht", berichtet sie weiter. „Es ist doch gut, wenn sie über Sex lachen können. Wenn man die Verwendung von Kondomen zu etwas völlig Harmlosem macht, dann benutzen es die Jugendlichen eher", sagen sich die Erwachsenen, die sich unverkennbar genau deshalb so verhalten, weil es in ihrer Jugend genau entgegengesetzt war. „Am schlimmsten sind die Tabus! Man muss über Sex reden, darüber lachen und sich lustig machen, sich von seinen Hemmungen losmachen." Die Strategie besteht darin, Informationen anzubieten, die den Gebrauch von Kondomen von der gefühlsmäßigen Ebene und von moralischen Bedenken abkoppeln, um einen rationalen Umgang damit zu ermöglichen.

In gewisser Weise ist das nicht schlecht. Je mehr der Sex als physische Aktivität angesehen ist, die von einem Gefühl von Liebe losgelöst ist, desto leichter verwenden die Leute Präservative. Es gehört zu den Spielregeln, denen die „Partner" zustimmen, indem sie teilnehmen. Dabei ist die Liebe der größte Gegenspieler. „Ich kann ihn nicht bitten, ein Kondom zu benutzen, er würde das als Mangel an Vertrauen zwischen uns auffassen", denken die Mädchen. „Wenn ich einen Pariser benutze, denkt sie bestimmt, ich habe mir etwas vorzuwerfen, dass ich eine Krankheit habe oder dass ich sie betrogen habe. Sie kriegt dann bestimmt Zweifel an mir und wird mich nicht mehr so lieben", denken die Jungen. Um dieses negative Image von Kondomen zu verändern und unsere Einstellung zu prägen, wurden überall großen Kampagnen lanciert wie „Gibt Aids keine Chance – Mach's mit!". Präservative werden dabei als Garant für die Liebe dargestellt, seine Benutzung gilt geradezu als Liebesbeweis.

Leider hat sich aber nichts verändert, und dieses kleine Stück Latex wird nach wie vor als Symbol für Misstrauen angesehen, obwohl ein Vermögen investiert wurde und die größten Werbeagenturen ihre Kreativität in diese Kampagnen gesteckt haben. Dieses Stück Latex wird zum Schutz vor Körperflüssigkeiten und somit vor der Entstehung von neuem Leben oder vor einer Infektion benutzt. Ob man das nun möchte oder nicht, ein Präservativ schützt vor dem anderen, während man sich in der Liebe vertrauensvoll und vollständig dem anderen hingibt.

Die Logik im Umgang mit den Risiken ist genauso widersprüchlich wie die Logik der Liebe. Natürlich möchte man, wenn man liebt, den anderen schützen. Das Präservativ hingegen suggeriert, dass der andere beim Liebesakt gefährdet ist und dass der geliebte Mensch mich womöglich gefährdet. Aus Liebe entscheiden sich daher manche gegen einen solchen Schutz und nehmen das Risiko einer Infektion in Kauf.

Liebe bedeutet nicht, sich vor dem anderen zu schützen. Liebe ist wesentlich im Kampf gegen Infektionen und sexuell übertragbare Krankheiten, denn Liebe impliziert, dass man sich selbst respektiert ebenso wie den anderen. Liebe und Verantwortung gehören unmittelbar zusammen. Man liebt mit und durch den Körper, deshalb muss man auf ihn achtgeben.

Im Namen der Prävention ist alles erlaubt!
„Am Ende ihres Vortrags hat die Dame von der Familienplanungsstelle uns eine kleine Broschüre und ein Kondom in die Hand gedrückt. Darin waren alle Stellungen beschrieben und bei jeder erläutert, welche Krankheiten dabei besonders stark übertragen werden können", erzählt Romain. Er fasst zusammen: „Mir wurde mit 13 Jahren ein Kamasutra in die Hand gedrückt und ein Pariser, um alles auszuprobieren". „Super!", sage ich. „Man braucht sich keine Strategien mehr auszudenken, um an Kondome heranzukommen. Man bekommt sie gratis an der Schule!" Er witzelt: „Aber es war ja für eine gute Sache."

Man ist davon überzeugt, dass diese Art der Prävention eine gute Sache ist, zumindest möchte man uns davon überzeugen, um selbst ein gutes Gewissen zu haben. In Wirklichkeit ist sie zum Scheitern verurteilt aus dem einfachen und guten Grund, weil sie auf einer technischen Vorstellung vom Sex beruht. Damit können sich die verliebten jungen Leute aber nicht identifizieren, denn sie sind überzeugt, dass ihre Liebe unvergleichlich ist: „Bei uns ist das anders. Unsere Geschichte ist auf der Welt einzigartig", denken sie. Und es ist richtig, jede Beziehung ist einzig, und die Liebe macht unverwundbar. Die

Jugendlichen erhalten alle Informationen, und sie wissen genau über alles Bescheid, aber sie verinnerlichen das nicht. Die Strategie, offen alles zu zeigen, ist, und das sage ich noch einmal, zum Scheitern verurteilt bei allen, die der Sexualität noch eine Gefühlsebene beimessen.

Solange es sich um Prävention handelt, scheint alles erlaubt zu sein, sogar wenn es sich um Kinder handelt, also nach dem Gesetz um Minderjährige. Unsere Gesellschaft hat viele Gesetze erlassen, um sie vor sexuellen Bildern oder Äußerungen zu schützen, weil sie aufgrund ihres Entwicklungsstands nicht in der Lage sind, damit so umzugehen wie Erwachsene. Rechtfertigt das Ziel alle Mittel in der Sexualerziehung? Man ist zu allem bereit, wenn es um die Gesundheit der Kinder geht. Angesichts des massiven Anstiegs von sexuell übertragbaren Krankheiten und des offenkundigen Scheiterns der dagegen getroffenen Maßnahmen muss man sich die Frage stellen, ob die heutige Politik wirklich den richtigen Weg verfolgt. Werden unter dem Deckmäntelchen der Vorsorge den Kindern, die mitten in ihrer Pubertät sind, also in einer Entwicklungsphase, in der ihr Charakter wesentlich geformt wird, nicht sexuelle Vorbilder geboten? Bekommen sie dadurch nicht eher ungewollt Anregungen, viel zu früh sexuell aktiv zu werden? Warum fängt man damit so früh an, als wäre das eine Risikogruppe, obwohl die meisten der Jugendlichen in der Mittelstufe noch gar keine sexuellen Kontakte haben? „Die Sexualerziehung beginnt so früh wie möglich", bekomme ich zu hören. Aber Erziehung zu was? Dem anderen zu misstrauen? Sich zu schützen? Ein Kondom zu benutzen? Sexualkontakte zu banalisieren? Das ist der Erfolg und das, was von der Vorsorge in Erinnerung bleibt, wenn man diejenigen befragt, die damit beglückt worden sind.

Sich der Gefahr stellen: die neuen Regeln beim Sex
„Ich durfte einen Vortrag von einem homosexuellen Aids-Kranken anhören, und das nannte sich dann Sexualkunde. Ich war etwa 14, als er an unserer Schule diese Reden gehalten hat", erzählt Louis. „Das war echt gruselig." Angst machen, das ist eine andere Möglichkeit, um unerwünschten und potenziell gefährdenden Verhaltensweisen vorzubeugen. „Wenn du kein Kondom benutzt, läufst du Gefahr, dich mit einer Krankheit anzustecken, die zum Tod führen kann." Die Sprüche der französischen Gruppierungen zur Sexualerziehung und dem Kampf gegen Aids gehen in eine ähnliche Richtung. Der Direktor von Louis' Schule hat sich mit der Einladung des Homosexuellen echt was getraut! Schließlich ist das nur die Version für libidinöse Jugendliche und so erfolgreich wie der Spruch „Wenn du deine Suppe nicht isst, bekommst du keinen Nachtisch!", den alle Eltern kennen. Drohen ist das einzig wahre Mittel in der Erziehung, oder nicht? Dumm nur, dass die Jugendlichen gerne mit der Angst spielen. Sie wollen doch Risiken eingehen, sich der Gefahr aussetzen, mit dem Leben spielen, um sich selbst zu fühlen. Wenn man die Sexualität unter dem Aspekt der Gefahr sieht, öffnet man damit eine Spielwiese, auf der die Jugendlichen sich austoben und ausprobieren. Der Tod ist faszinierend, die ultimative Grenze. Das kennt man ja schon von den Kleinen: Wenn man einem Kind sagt, mach dies oder das nicht, sonst passiert das und das, woran das Kind noch gar nicht gedacht hatte … Die Folgen sind bekannt.

„Zieh dir was über", so könnte man die Sexualerziehung zusammenfassen, die wir immer wieder hören. Das klingt fast nach der Mutter: „Es ist kalt draußen. Zieh dir was über, wenn du rausgehst!" Es ist überaus nervig, wie ein Kleinkind behandelt zu werden, wenn man 14 Jahre alt ist. „Schon, aber wenn man es ihnen nicht immer wieder sagt, denken sie nicht dran", sagen die Verfechter der Präventionskampagnen. Unsere Eltern haben sich mit der sexuellen Revolution von ihren Eltern befreit, und nun werden sie plötzlich übereifrig und erklären Sexualhygiene zum vorrangigen Ziel der Sexualkunde. Für das Erwachsenwerden gibt es nichts Schlimmeres. Meine Generation wird ständig gegängelt. Angesichts einer Gefahr lernt man nicht mehr, sie einzuschätzen und mit ihr umzugehen. Die Gefahren schweben wie eine abstrakte Drohung über uns. „Rauchen tötet", „Küssen tötet". Neulich habe ich sogar gelesen: „Erfrischungsgetränke töten"! Man soll „moderat genießen", und das nicht nur bei Alkohol, „den Sicherheitsgurt anlegen", „einen Helm aufsetzen" und „ein Kondom benutzen". Sex ist aseptisch geworden. Er soll sauber sein, damit man keine Körperflüssigkeiten austauscht. All das, weil unsere Eltern ihre Freiheit im Übermaß genossen haben, weil sie traumatisiert sind durch Krebserkrankungen, durch den Tod ihrer Idole nach einer Überdosis Rauschgift, durch Aids oder einen Motorradunfall. Dieses umgedrehte Erbe wiegt schwer auf unseren Schultern. Wir, die Enkel der sexuellen Revolution, müssen nun die Folgen tragen. Ohne Netz und doppelten Boden kann man sich als Jugendlicher nicht mehr einfach so ins Abenteuer stürzen. Wir leben in einer „Angstkultur", deren Regeln uns eingrenzen und deren Ge- und Verbote uns ersticken.

Vor diesem Hintergrund könnte man sich beinahe über ein gewisses Maß an Respektlosigkeit gegenüber den Sicherheitsgesetzen freuen, sind sie doch ein Zeichen von einem Rest von Freiheit und Spontaneität. Auch wir wollen Grenzen und Gefahren austesten, uns schmutzig machen, die Geschwindigkeit spüren, das Sperma und den echten Nervenkitzel. Der Sexualkundeunterricht verstärkt eher den Wunsch, all die gut gemeinten Ratschläge in den Wind zu schlagen und mal eine Dummheit zu begehen. Manche Eltern organisieren für ihre Kinder eine wilde Party, mit reichlich Alkohol und sorgfältig ausgewählten Gästen. Man gibt dem Ganzen einen Rahmen, um alles unter Kontrolle zu behalten. Das grenzt schon fast an Totalitarismus. Ein reglementiertes Sexualleben wird der allzu riskanten Realität vorgezogen. Das wäre doch eine gute Möglichkeit, seine sexuelle Freiheit auszuleben. Ist das nicht widersprüchlich?

Die Logik des Zufalls durchbrechen: die Wahrheit sagen
„HIV, Chlamydien, Syphilis – die beste Abwehr ist ein Kondom", steht groß hinten auf dem Bus. Auf meinem Fahrrad (ich fahre ohne Helm) betrachte ich interessiert diese Kampagne der Regierung, die ebenso subventioniert ist wie die Abgase, die ich einatme. Die schönen Tage kommen wieder, unsere Mutter ermahnt uns zur Vorsicht beim Sex; und außerdem, mit dem Fahrrad in Paris unterwegs zu sein tötet auch.

Und wenn uns nun der Staat seit unserer Kindheit anlügt, indem uns glauben gemacht wird, die beste Verteidigung sei ein Kondom, indem uns glauben gemacht wird, die Gefahr sei überall und Ansteckung eine Art russisches Roulette? Jeder müsste so handeln, als könnte die ganze Welt ihn anstecken. Auch wenn die Idee nicht unbedingt attraktiv ist, sicher ist sie etwas idealistisch: Die beste Art, sich gar nicht anzustecken, ist und bleibt Enthaltsamkeit – von beiden Beteiligten wohlgemerkt – und Treue, wenn beide ein gemeinsames Sexualleben haben und vorher zum Arzt gegangen sind. Vertrauen ist gut, aber Kontrolle, wenn sie auf medizinischer Untersuchung basiert, ist besser. Das ist keine Frage der Moral, das ist eine Tatsache. Wenn sich dadurch aber diejenigen angegriffen fühlen, die das ungebremste Ausleben der Sexualtriebe fordern, dann ist es allerdings eine Frage der Moral. Um der Wahrheit die Ehre zu geben, müsste es also eher heißen: „Nach der Enthaltsamkeit und der Treue ist ein Kondom die beste Vorsorge." Tatsache ist, dass sich mit der Anzahl der wechselnden Sexualpartner das Ansteckungsrisiko erhöht. Warum tut man sich so schwer damit, das zu sagen? Weil man nicht den Moralapostel spielen möchte? Dabei ist es ja schon eine moralische Wahl, das nicht zuzugeben und sich stattdessen hinter Argumenten von Sexualhygiene zu verstecken. Sind die Worte „Enthaltsamkeit" und „Treue" derartig verpönt? Der menschliche Körper ist nun einmal nicht für ständigen Partnerwechsel gemacht!

Der sexuelle Liberalismus geht einher mit Erziehung, die geprägt ist von Warnungen, ja, einer „Angstkultur", die die Sexualität zum Glücksspiel macht. Wir sind darauf konditioniert, uns in unserem sexuellen Verhalten ständig Gefährdungen ausgesetzt zu sehen. Die Konzepte von Risiko einerseits und Absicherung andererseits sind zum Hauptproblem der Sexualität geworden. Das

Präservativ ist zum Retter, zur undifferenzierten Universallösung geworden, beinahe jedenfalls. Es wird allerdings versäumt zu erwähnen, dass es nicht gegen alle Krankheiten schützt. Der Papillomvirus kann beispielsweise schon bei den ersten Sexualkontakten übertragen werden, auch ohne Penetration. Die Gefahrenversicherung deckt also nicht alle Risiken ab, die durch Sexualkontakte entstehen können, vor allem wenn der Sexualpartner nicht oder nicht genügend bekannt ist, um ausschließen zu können, dass er oder sie Überträger einer ansteckenden Krankheit ist. Dann doch lieber ein Unfall, weil man's im letzten Moment vergessen oder falsch angewendet hat.

Änderung der Strategie
Die Situation ist dramatisch. Julie und Paul an ihrem verrückten Abend und später Clémence sind dafür ein beredtes Zeugnis und mussten ihren Preis zahlen. Die offiziellen Strategien und Kampagnen der letzten 30 Jahre haben eher zu einem Anstieg der Ansteckungsrate geführt als sie zu reduzieren. Dieser Anstieg wird vollkommen verharmlost, und ohne sich groß damit auseinanderzusetzen, akzeptiert man das als normal. Die Kampagnen haben nicht zu einer Verringerung von vermeintlich harmlosen Versäumnissen und Fehlern geführt oder dass sich an der Hoffnung, „dieses eine Mal wird schon nichts passieren", etwas ändert.

Wie Paul, Julie, Clémence, Éloise, Marine, Zoé, Jeanne, Louis bin ich in den Jahren von Aids geboren. Aufgrund des Medienhypes um diese schreckliche Krankheit und der völlig ungeeigneten Reaktionen darauf hat sukzessive die Angst Einzug in die Sexualität gehalten. Sogar auf dem

Schulhof wurde über „Präservative" geredet. Man hat uns beigebracht, den anderen zu misstrauen, aber irgendetwas lief falsch. Die Kultur, in der wir groß geworden sind, hat nicht unserer tiefsten Sehnsucht entsprochen: Wir wollten lieben und wiedergeliebt werden, und zwar vorbehaltlos. „Wir werden über Risiken aufgeklärt, aber über die Liebe redet man nicht", sagt Pauline mit ihren gerade 17 Jahren. In diesem Herbst hatte ich zu einem informellen Treffen in lockerer Atmosphäre in meine damalige Wohnung in einem schäbigen Viertel in Brüssel eingeladen. „Thérèse, man muss etwas tun", hatten provozierend einige Schüler zu mir gesagt. „Man muss eine Alternative vorschlagen." Sie haben Recht, die Liebe ist in all den Debatten der letzten dreißig Jahre in den Hintergrund gerückt im Namen einer gewissen Freiheit.

Meine Antwort: Lasst die Jugendlichen doch endlich mal in Ruhe mit den Kondomen! „Bist du für oder gegen Gummis?" ist doch scheißegal! Übrigens macht diese Frage überhaupt keinen Sinn. Ich höre schon, wie sie ihre Stimmen erheben: „Okay, man muss sie nicht ständig belehren, aber sie müssen doch irgendwie lernen, wie man damit umgeht!" Davon abgesehen, haben die meisten Schüler nicht die geringste Lust, sich ihren Bio-Lehrer in voller Aktion vorzustellen, sie sind groß genug, sich eine Gebrauchsanleitung durchzulesen: Es sind schließlich keine Babys mehr! Wenn Sie denken, die Jugendlichen brauchen eine Anleitung, wie sie sich ein Kondom überziehen sollen, weil Sie sie noch zu klein dafür halten, dann sollten wir ihnen einfach keins in die Hand geben!

Es geht doch um etwas ganz anderes. Bevor man lernt, wie man ein Kondom benutzt, ist doch viel wichtiger und für die Jugendlichen, die sich sowieso nicht um Regeln scheren, von viel größerer Bedeutung: „Warum sollen wir unseren Körper schützen? Und warum, bitte schön, soll ich den Körper des anderen schützen?" Dazu muss man erst einmal lernen, was der Körper überhaupt ist. Wenn man jung ist, ist nichts selbstverständlich. Und ganz bestimmt ist nichts selbstverständlich, wenn man aufwächst und einem ständig eingebläut wird: „Du kannst alles tun, was du möchtest, aber wir sind nun mal nicht bei den Teletubbies, deshalb solltest du dich besser schützen, außer die medizinischen Testergebnisse sind negativ und man ist seinem Partner treu." Anders gesagt, man bekommt widersprüchliche Empfehlungen: „Mach was du willst" und „Schütze dich". Macht man jetzt, was man will, oder nicht? Wenn man das nur wüsste!

Welchen Status räumt man dem Körper ein, dem eigenen und dem des anderen? Ist er nur eine äußere Hülle? Welchen Wert messe ich ihm bei? Bin ich mein Körper? Was ist der Sinn meiner Gesten? Hat das, was ich mit meinem Körper mache, Auswirkungen auf meine Gefühle und meinen Geist? Was hat Priorität: mein Körper oder mein Verstand? Warum sind mein Verstand und mein Körper nicht immer einer Meinung? All diese Fragen und noch weit mehr sind wesentlich, um wirklich die Frage beantworten zu können, „Warum?" und „Für wen?" soll ich auf meinen Körper achten. Und erst danach können wir darüber diskutieren, welche Möglichkeiten es dazu gibt: Und das ist dann die Frage nach dem „Wie?"

Das Drama der sexuell übertragbaren Krankheiten zwingt uns dazu, uns diese grundlegenden Fragen über unseren Körper zu stellen. Aber darin liegt auch eine große Chance!

> **Anmerkungen**
>
> Die widersprüchlichen Gefühle, die sich im Zuge von Kondom-Kampagnen bei Jugendlichen einstellen, beschreibt Hargot schmerzhaft genau. Die Situation ist in Deutschland dieselbe: Wohlmeinende Erwachsene, die aber ihr eigenes Verhältnis zu Liebe und Sexualität kaum hinterfragt haben, produzieren seit Jahrzehnten Plakat-Kampagnen und organisieren sich in Sexualerziehungsgesellschaften, um Jugendliche davon zu überzeugen, dass es eine beste aller Sexualwelten geben kann: Genuss von sexueller Vielfalt ohne Reue. Es braucht offensichtlich eine Philosophin wie Hargot, um die Widersprüche einer solchen Haltung offenzulegen. Sexualität hat einen Preis oder eigentlich genau genommen zwei Preise: Der eine ist die Verletzbarkeit des Körpers, der andere die Verletzbarkeit der Seele.
>
> Eine solche Befindlichkeit passt allerdings nicht in die Konsumgesellschaft, die davon lebt, alles Dunkle und Düstere zu verleugnen, sondern grenzenlosen Spaß suggeriert. Eine solche Spaß-Zentriertheit sieht auf den ersten Blick wohlmeinend und freundlich aus, generiert aber, wie die beiden Philosophen Zygmund Baumann und Slavoj Žižek klar analysiert haben, einen besonders perfiden Totalitarismus, den zuerst Aldous Huxley in seinem Buch „Schöne neue Welt" demaskiert und den Theodor W. Adorno „Stahlbad des Fun" genannt hat. Denn durch das Fun-Leitbild wird Spaßhaben zur Pflicht und Spielverderben durch Hinterfragen und Selbstfindung zur Todsünde.
>
> Viele Jugendliche spüren instinktiv, dass es bei diesen Kampagnen nicht so sehr um sie oder ihre Sexualität geht, sondern darum, mittels eines obrigkeitsstaatlichen Hygiene-Regimes den Geist willig zum Konsum und den Körper dafür fit zu halten. Deshalb wird bewusst vermieden, auf Enthaltsamkeit und feste Beziehung als besten Schutz zu verweisen, weil eine stabile Paarbeziehung in dieser

Hinsicht geradezu subversiv ist, wie es Slavoj Žižek genannt hat: Sie widersetze sich dem Narrativ, dass der Mensch ausschließlich für den bewusstlosen Konsum geschaffen sei.

Das Narrativ des Glück spendenden Konsums ist so stark, dass selbst Gesundheitskampagnen eher die potenzielle Gefahr bagatellisieren, dass es weiterhin Ansteckungen mit HPV und Chlamydien gibt, weil diese Erreger nicht nur über den Geschlechts- oder Oralverkehr, sondern auch durch andere Sexualpraktiken verbreitet werden. So genau scheint man es nicht zu nehmen, wenn die Kernbotschaft vom Genuss ohne Reue infrage gestellt werden könnte. Kondome bieten dennoch nur einen beschränkten Schutz. Auch in Deutschland steigen seit Jahren die Infektionen mit sexuell übertragbaren Krankheiten inklusive der schon endgültig für besiegt gehaltenen Syphilis wieder an.

Am Slogan „Mach's mit!" hat das nichts geändert. Dieses Wortspiel ist nicht so harmlos humorvoll, wie man meinen könnte, denn der verborgene Teil der Botschaft ist ein „Mach mit!" So wird der Eindruck erweckt, dass es eigentlich gar nicht in erster Linie um die Benutzung eines Kondoms geht, sondern darum, dazuzugehören zu den fröhlichen, glücklichen Menschen, die fröhlich und glücklich sind, weil sie sexuell konsumieren und deshalb in letzter Konsequenz nicht alleine sind. Das Gegenbild dazu ist die vereinsamte „alte Jungfer" und der „kauzige Junggeselle".

Hargot weist dagegen eine Alternative auf: Diese Widersprüche zwischen Liebe, Sex und dem, wer man ist und was man möchte, müssen benannt anstatt unter den Teppich gekehrt werden. Junge Menschen – und alte – haben ein Recht darauf, ernst genommen zu werden. Menschen neigen dazu, unbewusste Dinge aus Trotz und Rebellion zu verwirklichen – mit Konsequenzen für unsere Gesundheit. Ein besonders eindrückliches Beispiel für die Richtigkeit dieser These ist die seit gut einem Jahrzehnt unter dem Radar der Öffentlichkeit stattfindende „Bareback-Bewegung", also der bewusste Verzicht auf den Schutz durch ein Kondom beim Geschlechtsverkehr, bei dem Männer bewusst in Kauf nehmen, sich mit HIV anzustecken.

Mein Körper gehört mir – den anderen auch

„Sie ist doch einverstanden! Keiner zwingt sie. Sie will das doch." Es spricht sich herum unter den Jungen. Während der Pause macht sie Oralsex in den Schultoiletten. Die Lehrer, die in den Pausen Aufsicht führen, haben immer wieder versucht, ihr zu erklären, dass das nicht geht, und schon gar nicht in der Schule, aber sie sind ratlos: „Was kann man einem Mädchen sagen, das darin überhaupt kein Problem sieht?" Die Mädchen führen heiße Diskussionen: „Würdest du so was machen?" Und kommen zu dem unwiderlegbaren Schluss: „Sie kann schließlich mit ihrem Körper machen, was sie will. Wenn ihr das gefällt, ist das ihr Recht. Wir können ihr da nichts vorschreiben."

Im 21. Jahrhundert sexuell befreit zu sein bedeutet also, mit 14 Jahren das Recht zu haben, Fellatio zu machen. Der Traum eines jungen Mädchens, der schon bald wahr werden kann. Frei zu sein bedeutet auch, sich vollkommen straffrei von einem 14-jährigen Mädchen oral befriedigen zu lassen, wenn sie damit einverstanden ist. Man wird ihnen wohl nicht vorwerfen, dass sie ihre sexuellen Bedürfnisse befriedigen – es sind schließlich Jungs! Dann ist es also eine Frage der Erziehung: „In der Schule macht man so was nicht." Aber, Achtung! Die Damen und Herren Schuldirektoren und Schuldirektorinnen verstehen keinen Spaß, wenn es um die Vorschriften geht. Schon gar nicht auf Privatschulen, wo die Regeln eher strenger sind. Sollten sie etwa Angst um ihren Ruf haben? Damit wird das Problem nur verlagert, aber nicht gelöst.

„Offenbar wird in einigen Schulen – und dazu gehören einige Schulen in den schicken Vierteln von Paris – für Oralsex unter Jugendlichen Geld bezahlt", erzählt mir eine Journalistin, die in diesem Bereich recherchiert. „Ist Ihnen das in Ihrer Praxis schon einmal begegnet?", fragt sie mich. Ehrlich gesagt, nicht direkt, zumindest bis jetzt nicht. Aber ich bin keineswegs überrascht, dass diese Praktiken, die schon fast den Tatbestand der Prostitution erfüllen, auch im schulischen und studentischen Milieu anzutreffen sind.

„Mein Körper gehört mir, und nur ich habe das Recht zu entscheiden, was ich damit mache." Mit diesem Slogan sollte natürlich das Recht auf Verhütung und auf Abtreibung erstritten und die elterliche Moral zum Teufel gejagt werden. Indem man dem Körper seinen heiligen Wert genommen hat, für den die elterliche Moral der Garant sein wollte, hat er im Austausch einen anderen Wert bekommen: den Marktwert. Wir beobachten heute, wie sich die feministische Bewegung in tragischer Weise zum

Nachteil für die jungen Mädchen auswirkt. Die feministischen Argumente von damals sind für die jungen Mädchen die moralische Grundlage, sich und ihren Körper ganz legal auszubeuten. Müssen wir zulassen, dass sich die jungen Leute freiwillig den sexuellen Wünschen eines anderen unterwerfen? Oder müssen wir sie daran hindern? Aber mit welchem Recht können wir heute den sexuellen Praktiken von Minderjährigen entgegentreten?

Die Kultur der Zustimmung
Wenn man es genau betrachtet, hat die sexuelle Revolution die Dimension der Heiligkeit der Sexualität nicht völlig verworfen, sie hat sie nur verlagert. Jetzt ist es nicht mehr die Sexualität, die heilig ist, sondern das sie beherrschende oberste Prinzip: die Zustimmung. Wie schon bei den Hippies sollen alle einverstanden sein, niemand soll gezwungen werden, dann ist alles erlaubt. Alles andere ist eine Frage des Rahmens, der das „gute Zusammenleben" ermöglicht. Zustimmung ist das Zauberwort. Sie und sie alleine gibt dem Sex seine moralische Legitimierung.

Ein Beispiel: Bei einem Schulausflug einer 9. Klasse sind fünf Jungen und ein Mädchen im Zugabteil bei sexuellen Handlungen erwischt worden. Zunächst: Das ist nicht der passende Ort (wir erinnern uns: Es war bei einem Schulausflug), nicht das passende Alter (sie sind ziemlich jung) und nicht die passende Art (fünf sind ganz schön viele Jungs für ein Mädchen). Aber Achtung, vor dem Hintergrund der Kultur der Zustimmung bleibt die Bewertung des Ereignisses noch ungeklärt. War das Mädchen einverstanden oder nicht? Das ist die Frage. Sagt sie ja, dann war es Gruppensex. Sagt sie nein, dann war es eine Gruppenvergewaltigung. Das Einverständnis der Jungen kann man voraussetzen. Sie sind Jungs, und sie sind 15. Außerdem: Wenn sie nicht einverstanden gewesen wären, hätten sie wohl kaum mitgemacht, das liegt doch auf der Hand. Diese Annahmen sind ebenso dumm wie enttäuschend. Aber es ist einfacher, daran festzuhalten und sich gegenseitig zu versichern, dass ja alle einverstanden waren. Damit kann man die Angelegenheit auf sich beruhen lassen, und jeder wäscht sich die Hände in Unschuld.

Unsere persönlichen Prägungen durch Erziehung, familiären Hintergrund und Lebensgeschichte beeinflussen uns in unseren Entscheidungen. Sich die Frage zu stellen, was dazu geführt hat, dass das Mädchen und die fünf Jungen sich in dieser Weise verhalten, sich die Frage zu stellen, welchen Sozialzwängen, welchem psychologischen Druck oder welchen kulturellen Einflüssen (Video-clips, Werbung, Fernsehen …) sie womöglich ausgesetzt waren, müsste uns zu einem Umdenken anregen. Dieses Umdenken scheint man aber bislang auf jeden Fall vermeiden zu wollen. Warum? Ist es die Angst, dass sich ein ganzes Gedankengebäude als nicht mehr tragfähig erweisen könnte?

„Sex-Freunde" und „One-Nightstand": Sex ohne Gefühle

„Man muss sich nicht fragen, warum ein Mädchen mit fünf Typen gleichzeitig schläft! Vielleicht gefällt es ihr. Man sollte darüber kein Urteil fällen", bemerkt Sascha. Ich stelle die Situation meinen 18-jährigen Schülern dar, weil ich möchte, dass sie über den Begriff der Zustimmung nachdenken. Sarah bestätigt: „Man kann problemlos Sex ohne Gefühle haben. Um mit jemandem Sex zu haben, muss man nicht unbedingt etwas für ihn empfinden. Ich glaube, dass die Leute deshalb so von ihrem Beispiel schockiert sind: Man fragt sich, ob dieses Mädchen denn überhaupt keine Gefühle dabei gehabt hat. Aber wo ist da das Problem? Übrigens ist man mehr schockiert über die Einstellung des Mädchens als über die der Jungen, als wäre es normaler, wenn Jungen Sex haben, ohne Gefühle dabei zu entwickeln". Die Darstellung von Sarah spiegelt die Einstellung zum Sex der meisten Enkel der sexuellen Revolution wider. Damals ging es unseren Eltern darum, Sex von der Fruchtbarkeit zu trennen. Heute geht es um die Trennung von Sex und Gefühlen. Die Zustimmung wird als Ausdruck von Bereitschaft angesehen, die von jeglichem Affekt losgelöst ist: Einverstanden sein mit „Sex ohne Gefühle" – das ist möglich.

„Es handelt sich nur um einen One-Night-Stand, ganz einfach", erklärt Martin. Diese Hypothese erscheint den Schülern absolut wahrscheinlich. Ein „One-Night-Stand", das sind Sexualkontakte um ihrer selbst willen, also ohne den Ausdruck von Gefühlen und ohne jegliche Verpflichtung gegenüber dem anderen. Man „hat Sex", und beiden ist klar, dass sie darin nicht mehr sehen als körperliche Entspannung, ähnlich wie beim Sport. Mein „One-Night-Stand" oder mein „Sex-Freund" bezeichnet Personen, die in diese Art Beziehung eingewilligt haben, die junge Leute inzwischen für ganz selbstverständlich halten. Und sie sind felsenfest davon überzeugt, dass Sex und Gefühle völlig verschiedene Dinge und leicht voneinander trennbar sind.

In der französischen Telenovela „Bref", die 2011 vom Sender Canal Plus ausgestrahlt wurde, erzählt der Hauptdarsteller Kyan Khojandi: „Mit Marla habe ich regelmäßige One-Night-Stands. Wir schlafen miteinander, und dann geht sie wieder." Das ist das Prinzip. „Wenn sie aufwacht, klammert sie sich an mich und sagt immer wieder: Ich liebe dich gar nicht, oder?" Nur sind die Dinge im wirklichen Leben meistens komplizierter. Die 30-jährige Louise hat mir gerade anvertraut, dass sie sich in ihren „Sex-Freund" verliebt hat. Das ist das Drama. „Wir haben uns über eine Partnerschaftsbörse kennengelernt, und von Anfang an hat er mir klar gesagt, er hat gerade eine Beziehung hinter sich und ist noch sehr verletzt. Deshalb möchte er jetzt nichts Neues anfangen, er will sich nicht wieder binden. Ich weiß nicht, was ich machen soll. Soll ich darauf bestehen, dass wir uns öfter sehen? Ich habe Angst, ich falle ihm zur Last. Ich habe Angst, ihn zu vergraulen, ich traue mich nicht, ihn anzurufen …" Louise macht sich Vorwürfe, dass sie Gefühle für den Mann entwickelt hat, mit dem sie ins Bett geht, sie fürchtet, sie macht ihre „Freundschaft" kaputt. Genau das ist dann auch passiert. Sie haben sich nicht mehr getroffen, weil der Vertrag, auf dem ihre Beziehung beruhte, nicht mehr eingehalten wurde. „Wir hatten vereinbart, keine Gefühle. Das hatte ich dir vorher gesagt." Johann ist seine One-Night-Stands inzwischen ziemlich leid. Wie viele seiner alleinstehenden Altersgenossen hatte er in den vergangenen Jahren ständig solche kurzlebigen Abenteuer. Aber inzwischen ist er damit vollkommen unzufrieden: „Immer wieder an der Seite von einem Mädchen aufzuwachen, das du kaum kennst oder das du kennst, aber nicht liebst, das hinterlässt eine große Leere in dir ... Du fühlst dich schmutzig, du ekelst dich vor dir selbst. Du hast dich wie ein Schwein benommen und sie auch."

Kann man wirklich eine sexuelle Beziehung ohne Gefühle haben? Ist es möglich, seine Gefühle an der Türschwelle abzustellen und sich freiwillig auf den Zustand eines Sexobjekts zu reduzieren? Ich stelle diese Frage wieder meinen Schülern. Ich provoziere sie, um sie aus der Reserve zu locken. „Genau das machen Pornodarsteller. Also ist es auch möglich, klar!", antwortet Florian. Pornos beeinflussen nicht nur unsere Fantasie, sie prägen nicht nur die Sexualpraktiken, vielmehr spielen sie mit den Illusionen: Sie zeigen, dass Menschen in der Lage sind, so zu tun, als würden sie das mögen, was sie tun, oder anders ausgedrückt, so zu tun als ob, während sie gleichzeitig wirklich sexuelle Handlungen ausführen. Pornos machen uns glauben, es wäre möglich, den Körper von Gefühlen zu trennen. Aber nicht, weil es dabei keine Liebesgefühle gibt, sondern weil es dabei ganz einfach überhaupt keine Gefühle gibt.

Ein leichtes Mädchen oder die Kunst, ein Mädchen gefügig zu machen

„Du bist so eine Hure!" spuckt ihre Freundin ihr ins Gesicht. Das Gerücht hat sich in Windeseile verbreitet. „Woher weiß sie das bloß?", fragt sich Julia insgeheim. „Scheiße, Antoine hat es seinen Freunden erzählt", es gibt keine andere Möglichkeit. Antoine ist der Freund von Julia. Am Sonntagnachmittag hat er sie zu sich nach Hause eingeladen. Sie sind in sein Zimmer gegangen, sie haben ein bisschen geredet, und dann hat Antoine Julia gefragt, ob sie eine Fellatio bei ihm macht. Julia hat nicht verstanden, was er wollte. Sie ist 12, und Antoine ist fast 15. Sie versteht die Worte nicht, die er benutzt. Er hat ihren Kopf zwischen seine Hände genommen, ihn zu seinem Geschlecht hinuntergeführt und seine Hose heruntergezogen. „Ich war vollkommen entsetzt. Ich habe die Situation überhaupt nicht verstanden, ich war wie gelähmt. Er hat bekommen, was er wollte, und er schien zufrieden. Aber ich habe mich in dem Moment so geekelt, und ich war so wahnsinnig wütend, aber ich habe nichts gesagt", vertraut mir Julie in meiner Praxis an. „Ich war unglaublich verliebt, ich wollte ihn nicht enttäuschen. Ich wollte vor allem nicht, dass er denkt, ich bin zu jung für ihn, ich hätte ihn verloren." Seither sind viele Jahre vergangen. Warum hat sie mich jetzt kontaktiert? Ihre Aversion gegen das männliche Geschlecht stellt in ihrem Intimleben ein Problem dar: Den Ekel und die Wut ist sie nicht mehr losgeworden.

„Ich habe immer geglaubt, es war mein Fehler, weil ich mich mit meinen 12 Jahren nicht mehr kindlich angezogen habe. Ich sah eher aus wie eine Jugendliche. Ich war wohl so ein Lolita-Typ", erklärt sie mir. „Ich habe allen etwas vorgemacht, meinen Eltern, den Jungen und vor allem mir selbst, indem ich die Große gespielt habe, dabei war ich doch noch ein Kind!" Hat Julie Recht, wenn sie die Schuld alleine auf sich nimmt? Hat sie sich diese Kleider selbst gekauft? „Sie wollte sie unbedingt … Sie ist schon sehr weit entwickelt für ihr Alter", haben mit Sicherheit die Eltern gedacht. Waren sie wohl einfach nur blind, oder waren sie in gewisser Weise sogar stolz, dass ihre Tochter mit begehrenden Blicken angesehen wurde?

Man ist eher geneigt, die zweite Variante für wahrscheinlich zu halten, denn man hat sich daran gewöhnt, dass Mütter ihre Töchter wie Püppchen herausputzen. Sie tun nicht mehr so, als würden sie sich die Lippen verbrennen an dem erdachten Tee, der in kleinen rosa Tässchen serviert wird, mit den Plüschtieren, die auch eingeladen sind, während sie auf einem Mini-Stühlchen Platz nehmen, der sie schmerzhaft daran erinnert, dass sie sich eigentlich mal im Fitnessstudio anmelden sollten … Aber das Püppchen – das ist ihre Tochter. Und dieses Kind soll die Mama zum Shopping begleiten oder zur Maniküre. Allzu oft gefällt es den Müttern, aus ihrem Mädchen eine kleine Frau zu machen, ohne sich über die Konsequenzen im Klaren zu sein.

Die Grenzen zwischen Kindheit und Erwachsensein ist fast bis zur Unkenntlichkeit verwischt. Die Mode hat sich dem Zeitgeist angepasst: Mutter und Tochter können sich gleich kleiden und finden es schick. Dieser vorpubertäre, androgyne Körper verkauft sich, er entspricht unseren Vorstellungen. Warum sollten wir uns also darüber wundern, was Julia und vielen anderen passiert ist? Die Hypersexualisierung der Mädchen macht sie zum Opfer der allgemeinen Sexualisierung in der Gesellschaft. Die Werbebilder, mit denen wir unaufhörlich bombardiert werden, verstärken die sexuell aufgeheizte Stimmung noch mehr. Durch diese schleichende Manipulation glauben die Mädchen, sie müssten sich entsprechend verhalten. Kleidung schützt sie nicht mehr in dieser Latenzzeit, wenn die Beschäftigung mit der Sexualität noch ruht.

„Ich muss doch total pervers gewesen sein, mit 12 Jahren schon an einem Glied zu lutschen", hat Julia jahrelang gedacht. Sie war voller Scham, dabei war sie nur Opfer einer Gesellschaft, die Unterschiede auslöscht, weil sie keine Grenzen kennt. „Ich war schon immer sehr weiblich, sogar als ich klein war. Deshalb haben mich auch die 15-jährigen Jungen schon angeschaut", erklärt sie mir. „Ich habe immer gedacht, dass ich deshalb in solch eine Situation geraten bin, weil ich es im Grunde selbst auch ein bisschen wollte. Ich habe nicht geheult, ich bin nicht weggelaufen. Ich habe mir gesagt, bestimmt bin ich irgendwie pervers, bestimmt bin ich eine Nutte, weil ich so was machen konnte." Ich frage nach: „Aber Sie waren doch erst 12?" „Na und? Ich habe es doch gemacht, und wenn ich mich bei meinen Eltern beschwert hätte, dann hätten sie sicher mir die Schuld gegeben!", antwortet sie. „Ich habe die anderen glauben lassen, es hätte mir gefallen, und ich habe beschlossen, ich gebe lieber in der Schule damit an als mich umzubringen! Denken Sie, ich bin eine Nutte? Ich gebe Ihnen Recht!"

Das kleine Mädchen träumt nicht von Oralsex, auch die junge Frau nicht. Sie sehnt sich nach dem Sehnen dessen, der es in ihren Augen wert ist, und sie passt sich seinen Wünschen an, weil sie hofft, er möge bestätigen, dass sie liebenswert ist. Der Junge, der gerade erst in die Pubertät kommt, wünscht sich auch keinen Oralsex. Diese Idee ist nicht aus ihm heraus entstanden, sie entspringt nicht dem Wunsch, sich innerhalb einer Beziehung selbst zu entdecken. In Wahrheit ist dieses Bedürfnis durch die Pornografie entstanden, wo Szenen von Unterwerfung und Macht dargestellt werden, um den Zuschauer sexuell zu erregen. Pornos haben ihn an die Sexualität herangeführt. In seinem Kopf ist Fellatio ein Vorspiel und der Beginn der Intimität. Über den Akt selbst hinaus erhofft sich der Junge einen Beweis seiner eigenen Stärke für sich und gegenüber seinen Freunden: Ist er in der Lage, eine Frau zu unterwerfen? Er will sich seine Männlichkeit beweisen.

Julia hat nichts gesagt, als ihr Freund Oralsex von ihr wollte. War sie also einverstanden? Auf den ersten Blick könnte man das annehmen. Sie hat sich nicht gegen seinen Wunsch gewehrt, sie hat nichts getan, um ihn daran zu hindern. Und alles lässt darauf schließen, dass er sie nicht gewaltsam gezwungen hätte, wenn sie sich verweigert hätte. Wahrscheinlich hätte er es auf andere Art und Weise versucht, die sicher nicht weniger effektiv gewesen wäre: „Du machst das nur deshalb nicht, weil du mich nicht liebst." An die Gefühle zu appellieren bedeutet, dem Kind oder dem Heranwachsenden seine Freiheit zu nehmen. Denn die Gefühle spielen bei dem Einverständnis in eine sexuelle Handlung oder der Bitte darum die entscheidende Rolle. Weil das Kind sich Anerkennung und Bestätigung wünscht, ist es nicht frei in seinem sexuellen Handeln. Der Erwachsene braucht diese Selbstbestätigung oder dieses Sich-Ausprobieren nicht mehr, weil er weiß, was er will. Er ist in der Lage, seine Sexualität frei auszuleben, also selbst zu bestimmen, was er als gut empfindet, und sein Einverständnis zu geben oder nicht. Darin liegt der Unterschied zwischen Erwachsenen und Kindern – zumindest sollte es so sein, denn viele Erwachsene leben ihre Sexualität immer noch so wie Jugendliche …

Kinder sind keine Erwachsenen wie andere
„Julia, wenn ich Ihnen die Geschichte eines 12-jährigen Mädchens erzählen würde, die an einem Sonntagnachmittag unversehens den Penis ihres Freundes im Mund hatte.

In dem Moment hat sie sich nicht getraut, etwas dagegen zu sagen. Danach auch nicht, weil sie gedacht hat, das sei ihre Schuld. Was würden Sie diesem Mädchen sagen?" Ich möchte, dass sie Distanz zu ihrem Erleben gewinnt, damit sie das Geschehen mit den Augen eines Erwachsenen ansehen kann. Die Technik funktioniert, und nach und nach antwortet sie: „Ich würde ihr sagen, es ist nicht deine Schuld. Sie hatte doch gar keine Vorstellung davon, was sich da im Zimmer von ihrem Freund wirklich abgespielt hat. Ihre Eltern sind verantwortlich dafür, dass sie jetzt in dieser Situation ist. Sie hätten darüber Bescheid wissen sollen!" Endlich kommt Wut in ihr hoch. Sie hat Recht, wenn sie ihren Eltern die Schuld anlastet: Es ist die Verantwortung der Eltern, sie zu schützen und zu verhindern, dass sie sich einer solchen sexuellen Forderung ausgesetzt sieht, der sie sich weder physisch noch psychisch erwehren konnte.

Wie können Eltern den Liebeleien ihrer Kinder „amüsiert" zusehen, ohne die Möglichkeit von sexuellen Handlungen der Kinder oder Jugendlichen in Betracht zu ziehen? Sie finden es witzig, wenn Jungs und Mädchen nach einer Pyjama-Party oder in den Ferien gemeinsam übernachten, und denken nicht darüber nach, dass, wenn sie ihnen einmal den Rücken gekehrt haben, durchaus unklare Situationen entstehen können. Es ist eine Sache, das Verbot der Eltern willentlich zu missachten und den Geliebten gegen den Rat der Eltern zu treffen, um mit ihm gemeinsam die Lust zu entdecken. Es ist eine ganz andere Sache, wenn die Eltern die Kinder auch noch dem Freund „zuführen" und sie ermutigen, im gemeinsamen Zimmer zu übernachten. Die Eltern machen sich nicht klar, dass sie damit das Kind in die Höhle des Löwen schicken. Wenn ich Julia so zuhöre, bin ich überrascht über die Wut, die da in ihr hochkommt und von der sie sich all die Jahre nicht befreien konnte, denn sie hatte sie gegen sich selbst gerichtet anstatt gegen die eigentlich Verantwortlichen: ihre Eltern.

Sie redet weiter: „Sie konnte doch überhaupt nicht wissen, was Oralsex eigentlich ist! Mit 12 hat man doch keine Ahnung von Sexualität! Ihr Freund hat ihre Unwissenheit ausgenutzt. Wobei ich mir gar nicht sicher bin, ob er überhaupt etwas wusste." Um einverstanden zu sein, muss man zumindest wissen, womit. Wie kann man also von einem Einverständnis des Kindes oder des jungen Mädchens in diese Liebesspiele ausgehen? Sie war ja noch minderjährig, und das bedeutet, sie war noch nicht reif genug für eine solche Entscheidung. Aus diesem Grund gibt es gesetzliche Regelungen, die besagen, dass jemand unter einem bestimmten Alter, das je nach Land variiert, noch kein Einverständnis erteilen kann. Sexuelle Handlungen von und mit Minderjährigen sind also nach dem Gesetz immer als Missbrauch anzusehen, auch wenn bei den Kindern oder Jugendlichen möglicherweise Liebe mit im Spiel ist.

Ein Nein ist ein Nein!
„Man muss lernen, Nein zu sagen", erklären die Lehrer bei der Prävention gegen sexuelle Gewalt. „Euer Körper gehört euch. Niemand darf euch ohne eure Erlaubnis anfassen." Die Präventionskampagnen sind gut gemeint. Letztlich propagieren sie aber implizit immer die Moral der Zustimmung des Kindes oder Jugendlichen, die sie aufgrund ihres Alters und ihrer mangelnden Reife aber noch gar nicht geben können. Woher soll man wissen,

was man möchte, wenn die Persönlichkeit erst im Aufbau begriffen ist? Wie soll man denn „Nein" sagen, wenn man den Erwartungen der anderen entsprechen möchte, um das Gefühl zu haben, liebenswert zu sein? Wie soll man sich im Nachhinein aber nicht schuldig fühlen, dass man dann doch nicht „Nein" sagen konnte? So viele Fragen, die von den Erwachsenen unbeantwortet bleiben, denn sie sind oft genauso überfordert, wenn es darum geht, die nötigen Kraftreserven für ihre eigenen täglichen Entscheidungen zu mobilisieren.

Wir fänden es sehr praktisch, wenn unser Kind schon sehr früh fähig wäre, seine Wünsche zu äußern, und sich nicht alles gefallen ließe. Wir können da fast unbemerkt einen Rollentausch beobachten: Die Eltern delegieren die Verantwortung, sich zu schützen, an die Kinder. Dabei ist es die Aufgabe der Erwachsenen, der Eltern, Erzieher und Lehrer, die Kinder und Jugendlichen, die ja noch in ihrer Entwicklung sind, davor zu bewahren, überhaupt in eine Situation zu geraten, der sie noch gar nicht gewachsen sein können. Man überlässt sein Kind nicht irgendjemandem, einfach so. Zwischen Panik und Naivität gibt es immer noch die Vorsicht. Das ist eine Tugend. Eltern sollten für ihre Kinder Sorge tragen. Die Kinder und Jugendlichen brauchen keine Unterweisung darüber, was sie zu tun und zu lassen haben. Die Moral ist zweitrangig, und sie bedarf der emotionalen Reife des Einzelnen. Ansonsten werden diese Unterweisungen zu einer großen Belastung für diejenigen, die sich ständig selbst beschuldigen, weil sie mit dem Gegensatz zwischen dem, was sein sollte, und dem, was wirklich passiert, nicht umgehen können.

Um „Ja" sagen zu können zu einer sexuellen Handlung, muss man erst einmal den Körper und das körperliche Empfinden kennenlernen, das eigene und das des anderen. Wie soll man sich Respekt verschaffen können, wenn man nicht damit beginnt, sich selbst zu respektieren? Wie kann man seinen Körper wertschätzen, wenn man ihn nicht akzeptiert? Wie also soll man zu etwas seine Zustimmung geben, von dem man nicht die leiseste Vorstellung hat? Deshalb ist ein Verständnis für die Funktionsweise des Körpers unerlässlich. Da kommen schon manche ins Staunen: Mein Körper ist nichts Seltsames, er verfügt über eine innere Logik, die mir viele Signale gibt, ob mir etwas angenehm ist und ob ich zu etwas bereit bin. In diesem ersten Schritt lernen die Kinder und Jugendlichen zu verstehen, dass gemeinsame Intimität überhaupt nicht harmlos ist, sondern eine ernsthafte Angelegenheit. Sie kann Leben stiften, und sie kann eine Krankheit zur Folge haben. Der Körper ist nicht einfach eine Hülle, derer man sich eines Tages entledigen kann, um aus seiner Haut herauszukommen. Man lebt sein ganzes Leben lang mit demselben Körper, der sowohl von den negativen als auch den positiven sexuellen Erfahrungen auf dem Lebensweg jedes Einzelnen gezeichnet ist. Der zweite Lernschritt, um eine vollgültige Zustimmung erteilen zu können, besteht darin, seinen Willen klar und deutlich anderen gegenüber äußern zu lernen. Wir müssen also in der Lage sein, unsere eigenen Gefühle wahrzunehmen, sie zu benennen und sie zu äußern, verwirrenden Eindrücken Ausdruck zu verleihen, anderen von unserem Inneren mitzuteilen. Das ist eine herausfordernde Aufgabe! Wie viele Erwachsene können das denn? Wenige, werden Sie zugeben. „Wir haben nie gelernt, unsere Gefühle zu äußern", sagen sie. „Erst neuerdings fragt man die Kinder, wie sie sich fühlen." Das gilt besonders für Frankreich, denn wir hinken weit hinter den angelsächsischen Ländern hinterher, wenn es darum geht, unsere Gefühle ausdrücken zu lernen, sowohl in der Familie als auch in der Schule. Das verdanken wir Descartes mit seinem berühmten „Ich denke, also bin ich". Deshalb hat man uns antrainiert, unsere Gedanken von unseren Gefühlen abzukoppeln aus Angst, sie könnten uns in die Irre führen. Wir vertrauen mehr unserem Geist als unseren Gefühlen, wir richten unser Verhalten lieber an den Erwartungen anderer aus anstatt an unseren Bedürfnissen. Dabei transportieren Gefühle Botschaften und spiegeln so unsere Reaktion auf eine bestimmte Situation. Die Kunst besteht darin, Emotionen tatsächlich wahrzunehmen, um ihre verschlüsselte Botschaft zu verstehen, damit umzugehen und sie einsetzen zu lernen. Das ist hilfreich, um die Urteilskraft zu schärfen und entsprechend zu handeln. Es ist eminent wichtig, einen angemessenen Umgang mit seinen Gefühlen zu erlernen, sie weder zu unterdrücken noch ihnen einen viel zu hohen Stellenwert beizumessen. Unsere Gefühle gewähren uns Zugang zu unseren tiefsten Sehnsüchten.

Der dritte Lernschritt besteht darin, das eigene „Ich" zum Vorschein kommen zu lassen: Was will ich? Wie kann es echte Zustimmung geben, wenn der Mensch kein autonomes Wesen ist? Damit das gegebene Wort Gültigkeit hat, muss es von einem starken „Ich" geäußert werden. Die Aufgabe eines Erziehers besteht darin, das Kind auf seinem Weg zum Erwachsenwerden darin zu unterstützen, eine autonome Persönlichkeit zu entwickeln, also ein freier Mensch zu werden. Das gelingt sicher nicht, wenn das Kind für etwas anderes gehalten wird, als es eigentlich ist, wenn es sich wie ein Erwachsener verhalten soll, aber noch ein Kind ist. Die Selbstbestätigung bedarf der Begleitung und eines konkreten und zielgerichteten Einübens der Fähigkeit, unmittelbar seinen Willen zu äußern und entsprechend zu handeln, in einer bestimmten Situation sofort zu reagieren, nicht erst im Nachhinein, und das in einer Weise, die von den anderen auch verstanden wird.

Das „Ich" entsteht im Kind erstmals im Alter von etwa 2 Jahren. *„Terrible two"*, wie die Amerikaner sagen. Sehr bald ist dann „Nein" die einzige Antwort des Kindes auf alle Fragen der Eltern, mit Ausnahme von „Willst du ein Bonbon?" und „Möchtest Du einen Film anschauen?".

Das entspricht in etwa dem „Ich finde euch voll Scheiße" des Jugendlichen, was ebenso entnervend ist wie beruhigend: Er hat immerhin „ich" gesagt! Zur Bestätigung der eigenen Persönlichkeit ist es notwendig zu widersprechen, Regeln infrage zu stellen und bisweilen zu überschreiten. Die Rolle der Erzieher besteht darin, Grenzen zu setzen, damit das Kind lernt, sich damit auseinanderzusetzen und sich davon zu befreien. Indem die Eltern dem Kind die sofortige Erfüllung seiner Wünsche verweigern, wecken sie in ihm den Wunsch nach Höherem. Durch ihre Liebe geben sie dem Kind die affektive Bestätigung, die es braucht: „Was du auch tust, wir werden immer für dich da sein." Und das Kind kommt zu der Überzeugung: „Ich darf ich selbst sein, ich kann mich auflehnen, aber ich werde immer noch liebenswert sein."

Die Fähigkeit zu echter Zustimmung erlernen

Keinesfalls lehne ich die Bedeutung der Zustimmung ab! Im Gegenteil halte ich sie für äußerst wichtig, ist sie doch die Bestätigung unserer Freiheit. In der Erziehung müssen wir alles, was in unserer Macht steht, dafür tun, damit die Kinder, wenn sie später erwachsen sind, in der Lage sind zu sagen „Ich bin einverstanden" oder „Ich bin nicht einverstanden", sich trauen zu sagen „Ja" oder „Nein", sich trauen zu sagen „Ich weiß nicht" oder vielleicht auch „Ja und Nein" – Hauptsache, sie sagen es, sie äußern ihre Meinung anderen gegenüber, ohne sich vor deren Urteil zu fürchten.

„Haben Sie das auch so zu Ihrem Mann gesagt, dass Sie das nicht wollten?", fragte ich Stéphanie. Sie ist 33 Jahre alt, und sie ist zu mir in die Beratung gekommen. Es ist ihr peinlich, dass Sex ihr keinen Spaß macht. „Nein, ich wollte ihm doch nicht wehtun", hat sie mir geantwortet. „Okay, dann fangen wir ganz am Anfang an: Sie werden jetzt lernen zu äußern, was Sie von Ihrem Mann möchten, mit dem Sie Ihr Leben teilen. Denn wie wollen Sie es sonst genießen, wenn Sie sich nicht trauen zu sagen, was Ihnen gefällt?", habe ich sie gefragt. Da gibt es aber auch den 39-jährigen Frédéric, der sich nicht getraut hat, zu seiner „Ex" ein klares „Nein" zu sagen, als sie im wahrsten Sinne des Wortes über ihn hergefallen ist. Jetzt fühlt er sich seiner Frau gegenüber schuldig, er macht sich Vorwürfe, dass er so „schwach" gewesen ist. Ich könnte Ihnen noch viele Beispiele von Frauen und Männern erzählen, die keinesfalls besser in der Lage sind, ihre Zustimmung zu geben oder zu verweigern als viele Jugendliche, denen ich begegne.

Dieser Bereich der Erziehung ist nicht einfach, denn die vorhergehende Generation ist hier auch nicht unbedingt ein Vorbild. Fast erscheint das Konzept der Zustimmung wie eine Utopie. Ist eine freie Wahl überhaupt möglich? Das gilt besonders für Sexualität, diesem so besonders komplexen Bereich, in dem alle Dimensionen unserer Persönlichkeit zusammenfließen. Dennoch sollten wir auf jeden Fall alle Bemühungen darauf ausrichten. Wir können dieses Ideal der Freiheit allerdings nicht verfolgen, ohne uns darüber im Klaren zu sein, ohne zu akzeptieren und das in unsere Überlegungen mit einzubeziehen, dass die Grenzen und die Begrenztheit unbedingt zum Wesen des menschlichen Seins dazugehören.

Anmerkungen

Wo die individuelle Freiheit zur Basis des sozialen Miteinanders wird, wird sie zum Nicht-Hinterfragbaren, zum positiven Wert an sich. Sie wird zu etwas Erhabenem, an dem sich jede Entscheidung, jede Handlung messen lassen muss. Ihr haben sich alle anderen Werte und Normen unterzuordnen, denn alle anderen Werte und Normen sind das Gegenteil von individueller Freiheit. Das bürdet dem Einzelnen eine große Verantwortung auf, zumal es immer weniger Schutzzonen gibt, die sich dem eisernen Griff der individuellen Freiheit entziehen können. Beispielsweise gibt es ein Gesetz in Kanada, das bereits Kleinkindern die individuelle Freiheit zugesteht, nicht nur über ihr Geschlecht zu entscheiden, sondern auch dessen pharmazeutische und chirurgische Veränderung zu verlangen.

Dagegen mutet es harmlos an, wenn Jugendliche über ihren Körper als Sexualobjekt verfügen und so dessen Wert an sich zu einem Marktwert machen. Wie sollte man es ihnen verwehren, zumal die Unantastbarkeit ja nicht völlig aufgehoben, sondern nur verlagert wird: Sie gilt nicht mehr für die Sexualität, sondern für die Zustimmung dazu. Ist diese erst einmal erteilt, gibt es keinen Schutz mehr. Das Leben wird so zu einer Abfolge von Kaufverträgen.

So hatte man sich das sicher nicht vorgestellt, als man mit dem Schlachtruf „Mein Körper gehört mir" gegen religiöse Moral und elterliche Bevormundung zu Felde zog und sie durch eine Verhandlungsmoral ersetzte. Die Konsequenz ist aber eindrücklich, auch wenn es wie ein philosophisches Paradox wirkt, dass ausgerechnet die Erhebung der individuellen Freiheit zum allgemeinen Bewertungsmaßstab eine strenge moralische Neubewertung in allen Lebensbereichen und in allen Altersstufen und Lebensabschnitten implementiert hat. Die Frage ist: Ist sie wirklich der alleinige Maßstab, um Liebe und Sexualität zu beurteilen, oder sind Liebe und Sexualität nicht mehr und größer?

Das gilt ganz besonders für Kinder und Jugendliche. Es ist eine schmale Gratwanderung zwischen Freiheit zuzugestehen und seiner Fürsorgepflicht nicht nachzukommen. Es wäre wünschenswert, wenn Eltern das Diktum der individuellen Freiheit nicht als Ausrede benutzen würden, weil sie damit die Kinder und Jugendlichen der Schutzlosigkeit preisgeben.

Verhütung – ich liebe dich auch nicht

„Madame Hargot, ist es eigentlich gefährlich, die Pille zu nehmen?", fragt mich Céline. Sie ist 17, und wie alle Mädchen in ihrem Alter macht sie sich ihre Gedanken. „Wenn du rauchst und die Pille nimmst, ist die Wahrscheinlichkeit höher, dass du Krebs bekommst", sagt Mona. „Wenn du Angst hast, solltest du vielleicht lieber aufhören zu rauchen, anstatt die Pille nicht zu nehmen, oder?", meint Eva und verdreht die Augen. „Ich hab von einem Mädchen gehört, die hatte einen Schlaganfall, weil sie die Pille genommen hat, und ich weiß, dass sie nicht geraucht hat." Alle sind von dem, was Sarah gesagt hat, die in einer der hinteren Reihen sitzt, sehr betroffen. „Na toll, du musst dich nicht nur mit Hormonen vollstopfen, was auch nicht gerade natürlich ist, und dann hast du auch noch das Risiko, daran zu krepieren. Es ist echt cool, ein Mädchen zu sein!", sagt Camille ironisch. Die Mädchen kichern ein bisschen gezwungen.

Céline rekapituliert: „Also, die Pille ist nicht so toll, das ist klar. Aber man hat ja auch nicht so viel Auswahl! Was gibt es denn sonst? Die Spirale? Naja, davor hat man auch irgendwie Angst … Kondome? Das ist nervig, und teuer ist es auch." Man merkt, sie sind sehr unsicher. Ich fühle mich auch unwohl, weil ich weiß, ich sollte sie beruhigen. Aber wie könnte ich diese vermaledeite Pille verteidigen, als wenn nichts wäre? Ich misstraue ihr ganz genauso. Ich bin nicht in den 1950er-Jahren geboren, sondern 1984: Sie war nicht meine Rettung wie für unsere Großmütter, ich habe nicht für sie gestritten wie unsere Mütter. Ich bin damit groß geworden. Wie Céline, Mona, Eva, Sarah und Camille hinterfrage ich sie. Es ist uns egal, wenn unsere menopausierenden Ahninnen befürchten, wir könnten ihre heilige Kuh schlachten: Wir müssen schließlich noch jahrzehntelang verhüten! Und 60 Jahre nach Einführung der Pille ist die Liste der möglichen Nebenwirkungen all der vielen Pillenpackungen, die wir eingenommen haben, endlos lang, das kann ich Ihnen sagen. Was würden Sie an unserer Stelle tun? Na los, geben Sie es zu: Sie würden dasselbe tun!

Marion und die anderen
Sie machte viel Wirbel. Marion Larat ist eine junge Frau Mitte zwanzig, ein Mädchen unserer Generation. 2012 verklagt sie den Bayer-Konzern. Es geht dabei um ein von Bayer produziertes hormonelles Verhütungsmittel, durch das sie einen Schlaganfall erlitten hat und fast gestorben wäre. Seither leidet sie unter den

schrecklichen Folgen: Sprachstörung, halbseitige Lähmung und Epilepsie. Man versteht ihre Empörung, ja ihre furiose Wut! Mit 19 Jahren behindert zu sein, weil man die Pille genommen hat – eine Pille, wie wir sie alle einnehmen, wenn man noch studieren, reisen, lieben und vor allem frei bleiben, sich nicht ein Baby aufhalsen möchte. Marion Larat, eine Französin wie die anderen, ein Mädchen, mit dem man sich identifizieren kann. Ihre Geschichte hätte unsere eigene sein können.

Damit wir uns recht verstehen: Brustkrebs, Lebertumore, vaginale Infektionen, Veränderungen der Libido, Erbrechen, Akne, Hautausschläge, Gewichtsveränderungen, Schmerzen in der Brust, Kopfschmerzen, Asthma, Ausfluss aus der Brust, Stimmungsschwankungen, Migräne, Schwindel, Hörverlust – all das zählt nicht. Es mussten erst „echte" Unfälle passieren. Arterielle oder venöse Thrombosen, alles egal, außer es ist lebensbedrohlich. Dann und erst dann wird die Pille als gefährlich angesehen.

Die Emotionen kochen immer höher, je mehr Frauen von ihren Leiden berichten. Marion ist nicht die einzige. Tausende Frauen leiden still. Die Welt der Gesundheitspolitik steht in Flammen, es melden sich immer mehr Zeugen zu Wort. Endlich ist es erlaubt, die Nebenwirkungen für die Gesundheit der Frauen anzuprangern, die durch ein Produkt hervorgerufen wurden, das einst der Inbegriff ihrer Befreiung war. Ein Erdbeben ohnegleichen.

Die niedergelassenen Ärzte, deren Praxen von Anrufen panischer Patienten überschwemmt werden, versuchen zu beschwichtigen. Sie befürchten einen großen Anstieg an ungewollten Schwangerschaften und in der Folge eine hohe Rate an Abtreibungen, wenn die Frauen plötzlich die Pille absetzen. Dieses Risiko muss natürlich unbedingt vermieden werden. „Setzen Sie die Pille nicht einfach ab. Sprechen Sie mit Ihrem Arzt!", wird wie ein Mantra wiederholt. Wenn man sie nicht nimmt, hat man leicht reden. Inzwischen möchten die meisten Frauen die Pille der dritten und vierten Generation nicht mehr einnehmen. Sie sind am schädlichsten, und sie waren der Auslöser für den „Fall Larat".

Aber auch die anderen Pillen sind nicht ungefährlich. Die berühmte Pille Diane zum Beispiel, die eine schöne Haut machen soll, indem sie den Eisprung verhindert, steht auch unter Verdacht. Inzwischen spricht man in den Frauenzeitschriften wieder von der Methode der Enthaltsamkeit als neuer Mode im Bett. Im Jahr 2013? Ganz genau! Sogar die Knaus-Ogino-Methode ist wieder ein Thema, so verzweifelt sind wir inzwischen! Leider müssen wir feststellen, dass die Mehrheit der Frauen und Männer von heute völlig unwissend sind in Bezug auf die Funktionsweise ihres Körpers und die modernen und „natürlichen" Mittel zur Empfängnisverhütung, die es heute gibt, wie zum Beispiel die symptothermale Methode. Die Französinnen erwachen scheinbar nur schwer aus dem Dornröschenschlaf von sechzig Jahren Vorherrschaft der Pille. Das Wissen über Fruchtbarkeit und Zyklus sind in dieser Zeit offenbar weitgehend verloren gegangen. In den nordischen Ländern, wo der medizinische Imperialismus weniger ausgeprägt und durch eine große Öko-Bewegung die Hinwendung zu Alternativmedizin sehr viel weiter verbreitet ist, sind natürliche Methoden der

Empfängnisverhütung besser bekannt, und das Verhältnis zum eigenen Körper ist unverkrampfter.

Die Politiker wiederum sind hin- und hergerissen. Der Druck ist enorm. Eine Notfallnummer wurde eingerichtet, der französische Gesundheitsminister verbreitet unzusammenhängende Erklärungen. Ein einziges Chaos. Die Pille ist in Frankreich weiterhin das am meisten verwendete Verhütungsmittel. Es steht viel auf dem Spiel. Das französische nationale Amt für Arzneimittel überarbeitet seine Verschreibungsempfehlungen, schönt seine Zahlen, und es kehrt wieder Ruhe ein, fast zumindest: 2500 „Zwischenfälle", etwa 20 Todesfälle pro Jahr: „Peanuts" im Vergleich zur Anzahl der Anwenderinnen! Immerhin kennen die Experten für Frauengesundheit seit Langem die Risiken, die mit der Einnahme von Hormonpräparaten einhergehen. Das ist nicht gerade eine Sensationsmeldung. „Alle Medikamente haben Nebenwirkungen, und die Pille macht da keine Ausnahme", wird in nüchternem Ton berichtet. Die Statistiken kühlen die Gemüter, sie nehmen den Anklagen ihre Spitze. Da ist sie wieder: die Macht der Zahlen. Dramen verlieren ihr menschliches Gesicht, indem eine Frau in eine Prozentzahl umgewandelt wird. Man gewöhnt sich.

Der Skandal: Medikamente für gesunde Frauen
Einige Monate später hat sich der Wirbel im Sande verlaufen. Die Frauen informieren sich mehr und nehmen eher die bekannten Pillen mit weniger Nebenwirkungen. Aber im Grunde hat sich nichts verändert. Die Französinnen verwenden immer noch hauptsächlich Kontrazeptiva auf der Basis synthetischer Hormone, im Labor hergestellt,

von der Pharmaindustrie produziert, verschrieben von Ärzten, verkauft von Apothekern, bestimmt ausschließlich für Frauen, die sie ihrem Körper zuführen, um seine Funktionsweise zu verändern. Im Grunde ist es logisch, denn der wirkliche Skandal ist im Chor der Stimmen und der nackten Zahlen untergegangen. Das Problem ist ja überhaupt nicht, dass die Verwendung von Hormonpräparaten zur Empfängnisverhütung Nebenwirkungen verursacht. Das eigentliche Problem ist, dass Frauen, die gar nicht krank sind, Medikamente verschrieben bekommen. Sie sind sogar so gesund, dass sie Kinder bekommen können. Das Problem ist, dass massiv in den gesunden Körperhaushalt eingegriffen und das Risiko einer Schädigung billigend in Kauf genommen wird. Das Problem ist, dass es die Frauen sind, denen ein solches Risiko aufgebürdet wird.

„Eine Schwangerschaft und ein ungewolltes Kind können ebenfalls verheerende Auswirkungen auf die Gesundheit der Frauen haben. Sogar normale Vorgänge wie Schwangerschaft, Geburt und Stillzeit bergen Risiken. Es ist daher besser und zeigt mehr Verantwortungsbewusstsein, die Pille zu nehmen, auch wenn sie möglicherweise Nebenwirkungen verursachen kann", sagte mein Universitätsprofessor zu mir, ein Mann Anfang sechzig, Gynäkologe und Geburtshelfer. Die mit einem Medikament verbundenen Risiken sind vergleichbar mit den Risiken der Mutterschaft: Schwangerschaft erscheint wie eine Bedrohung für die Gesundheit der Frauen, vor der man sich schützen muss. Ein sinnvoller Umgang mit der Fruchtbarkeit ist zum Schutz der Frauengesundheit wesentlich, damit bin ich absolut einverstanden. Aber könnten wir die

Geburtenkontrolle nicht anders in den Griff bekommen als mithilfe eines Medikaments, das unfruchtbar macht? Es ist das Mittel, dass infrage gestellt wird, nicht das Ziel.

Die Pille und alle anderen hormonellen Kontrazeptiva (Verhütungspflaster, Hormonspirale, Dreimonatsspritzen etc.) haben direkte Auswirkungen auf den Menstruationszyklus, indem sie das Gehirn täuschen. Eine solche Veränderung im Körper, die diesen fein austarierten Mechanismus aus dem Gleichgewicht bringt, birgt unweigerlich Risiken. Vor der Verschreibung eines solchen Medikaments müssten die Ärzte eigentlich sorgfältig die familiären Erkrankungen abfragen, die eine pathologische Entwicklung begünstigen könnten. Außerdem müssten sie ihre Patientinnen über mögliche Alternativen aufklären. Welche gibt es überhaupt? Und wie wirken sie? Wie hoch ist die Anzahl der Frauen, die von ihrem Arzt vollständige und differenzierte Informationen erhalten haben über alle derzeit bekannten und verfügbaren medikamentösen, mechanischen und natürlichen Alternativen zur Empfängnisverhütung? Welche Frauen sind schon wirklich in der Lage, alle Risiken von oralen Kontrazeptiva im Vergleich zu anderen Lösungen abzuwägen?

„Im Vergleich mit anderen Methoden ist die Pille das wirksamste Verhütungsmittel", antwortet mir mein Professor, der Experte für Frauengesundheit. Oh, die sakrosankte Wirksamkeit der Verhütungsmittel, auf deren Altar die Frauen geopfert werden. Seit Jahrzehnten wird die Effizienz der Pille glorifiziert und als Hauptargument herangezogen, dass wir alle Nebenwirkungen zu ertragen hätten. „Es ist möglicherweise schädlich, aber wirksam", ertönt es wie ein Werbeslogan als Antwort auf alle Fragen von Frauen, die sich Gedanken machen und vorsichtig sein wollen. Auf einer Werteskala wiegt die statistische Wirksamkeit also schwerer als die Gesundheit der Frauen. Das erstaunt umso mehr, als diese Empfehlung von Ärzten ausgesprochen wird. Der Fokus liegt auf der theoretischen Wirksamkeit eines Produkts, unabhängig von der Notwendigkeit zur Verhütung. Wenn man sich die Zeit nehmen und alle Paare befragen würde (denn eine Schwangerschaft ist eine mögliche Folge einer sexuellen Beziehung von Frauen und Männern), warum sie zum jetzigen Zeitpunkt keine Kinder haben wollen, dann würde man sehr viele unterschiedliche Antworten bekommen. Sie variieren je nach Alter, Lebensumständen, Situation in der Familie oder Partnerschaft, den wirtschaftlichen Verhältnissen, ihrer religiösen oder ideologischen Einstellung oder ihrem Gesundheitszustand.

Denn Wirksamkeit kann nicht nur aus einem rein wissenschaftlichen Blickwinkel heraus betrachtet werden. Eine Methode ist dann wirksam, wenn sie den Bedürfnissen des Einzelnen entspricht, wenn sie dem persönlichen Leben angemessen ist. Eine Frau ist mit 15 nicht dieselbe wie mit 25, 35 oder 45 Jahren. Ein Paar ist nicht dasselbe, wenn es sich kennenlernt oder wenn es schon Kinder hat. Die Erfahrungen und die Erwartungen sind unterschiedlich, und die Methoden der Empfängnisverhütung müssen jeweils angepasst sein. Die Lebenswelten der Frauen und die Lebenswelten der Männer werden bei dieser statistischen Betrachtung völlig außer Acht gelassen. Anstatt den Menschen zu nutzen, wird die Wirksamkeit für ein bestimmtes wissenschaftliches Ideal benutzt.

Die „Super-Pille" ist nicht die Lösung, das Angebot sollte sich nach der Nachfrage richten und nicht umgekehrt.

Ein Symbol stürzt von seinem Sockel
Trotz der möglichen Nebenwirkungen und obwohl sie nicht für alle Frauen gleich geeignet ist, ist die Pille nach wie vor das Symbol der sexuellen Befreiung, der sexuellen Freiheit, die genauso wichtig ist wie die eigene Gesundheit. „Diese Freiheit werden wir nicht opfern, um zu Methoden zurückzukehren, die uns wieder einschränken." Das sagt dieses Mal nicht der Gynäkologe, sondern sein Pendant, eine Professorin der Philosophie, eine Frau, ebenfalls Anfang sechzig, die entsetzt darüber ist, man könnte das Symbol für den Kampf für die Gleichberechtigung der Geschlechter in irgendeiner Weise beschmutzen. Ich frage mich dabei immer, wie man da von Freiheit reden kann, wo doch die Pille genauso Abhängigkeit bedeutet. Abhängigkeit von demjenigen, der sie verschreibt, also vom Arzt oder vom Eigentümer, also der Pharmafirma. Kann man frei sein, ohne über die materiellen Bedingungen seiner Freiheit selbst bestimmen zu können? Soviel zum philosophischen Aspekt dieser Frage.

Ganz konkret bedeutet es, dass die angebliche Freiheit in Wahrheit immer noch eine kontrollierte Freiheit ist, denn die Frauen haben gar nicht das nötige Wissen, um ihre Fruchtbarkeit selbstbestimmt leben zu können. Man sollte sich ja nicht täuschen lassen. Die (männlichen) Wissenschaftler, die damals die Pille eingeführt haben, hatten gar nicht das Ziel, die Frauen damit unabhängig zu machen. Im Gegenteil, sie wollten ein zuverlässiges Mittel, um selbst die Kontrolle über die Fruchtbarkeit der Frau zu erhalten. Die Befreiung der Frauen war nicht ihr Anliegen.

Die Sexualität der Frauen befreien oder kontrollieren?
„Egal, die Pille erlaubt Sex, wann man will, ohne schwanger zu werden. Die Lust wird nicht mehr durch die Angst gemindert, sie kann sich frei und spontan äußern", sagt die feministische Professorin. Zu Recht erinnert sie mich daran, dass Sex, der begleitet war von der ständigen Angst, schwanger zu werden, nicht besonders lustvoll erlebt werden konnte. Wenn man Frauen aus der Zeit vor der Pille hört, versteht man, wie groß die Erleichterung darüber war und was für einen großen Fortschritt ihre Einführung dargestellt hat. Für sie ist unsere Aufregung völlig unverständlich, weil sie die Zeit davor kannten und sie so hart dafür kämpfen mussten. Das gilt für die Lust, und dazu kommen wir gleich.

Ohne Einnahme von Hormonen variiert die Libido mit dem Zyklus. Zum Zeitpunkt des Eisprungs ist sie am größten. Durch die Einnahme der Pille wird diese Zyklusvariation unterdrückt. Die Pille nivelliert den Hormonhaushalt und hält ihn auf einem gleichbleibenden Niveau. Allerdings entspricht das nicht dem Zeitpunkt, an dem die Frau besonders stark an Sex interessiert ist, das wäre ja zu schön. Im Gegenteil, der Zustand der Unfruchtbarkeit durch die Pille hat zur Folge, dass Frauen eher weniger Interesse am Sex haben. Pech gehabt! Übrigens ist das auch eins der Probleme bei der Entwicklung von Viagra für Frauen: Bei den Männern wirkt dieses Mittel nicht hormonell, sondern erhöht die Durchblutung. Bei Frauen hingegen müsste man eine erhöhte Hormonausschüttung wie bei einem Eisprung provozieren, aber genau das wird durch die Pille unterdrückt. Der Rückgang der Libido durch die Einnahme der Pille gilt als eine der möglichen Nebenwirkungen.

Ich kann mir kaum vorstellen, dass Männer einen solchen Blödsinn hinnehmen würden. „Meine Herren, diese Pille unterdrückt Ihre Fruchtbarkeit, und Sie werden keine spontane Erektion mehr bekommen, aber seien Sie unbesorgt, Sie können auf diese Weise eine völlig befreite Liebeslust erleben, denn Sie werden keine Angst mehr vor ungewollter Schwangerschaft haben müssen." Ach ja, ich vergaß: Die Männer haben gar keine Angst vor ungewollter Schwangerschaft, denn sie können ja gar keine Kinder bekommen! Also das funktioniert nicht, nur Frauen können einen solchen Kompromiss verstehen und akzeptieren.

„Das Lustempfinden ist nicht nur eine körperliche Frage, das entsteht aus der Situation heraus." Das sagt man den Frauen gerne: „Bei euch passiert das ja im Kopf. Wenn ihr keine Lust habt, ist das psychisch." Wenn Männer keine Erektion mehr bekommen können, sagt man: „Das ist körperlich", und gleich bekommen sie eine blaue Pille verschrieben, die Abhilfe verspricht: Viagra. Warum wird behauptet, Frauen könnten nicht auch ebenso wie ein Mann spontane sexuelle Lust verspüren? Lust ist etwas Wunderschönes. Da brechen Urinstinkte auf, man fühlt sich stark und kraftvoll. Die Frauen bei uns betonen, sie seien „befreit, erlöst", obwohl sie doch unter der permanenten Kontrolle von Hormonen stehen, die ihren Körper ruhigstellen. Die Frauen bei uns preisen die Vorteile einer Pille, die ihre sexuellen Empfindungen reduzieren. Die Frauen bei uns machen sich selbst unfruchtbar und gehen ganz naiv davon aus, das könnte ihnen Macht über die Männer geben. In Wahrheit profitieren durchaus auch die Männer von dieser ständigen sexuellen Verfügbarkeit ohne Schwangerschaftsrisiko: Die Männer können Sex ungestört ausleben, das bleibt unangetastet. Diese Unterschiede in der Wahrnehmung der Lust sind kulturell bedingt. Aber die Zeiten ändern sich. Die Frauen heute fordern für sich das Recht auf körperliches Lustempfinden. Sie sind nicht mehr zu den gleichen Opfern bereit wie ihre Mütter.

Natürlich haben auch Frauen unter dem Einfluss der Pille noch Lust zum Sex! Aber man müsste die langfristigen Auswirkungen auf die weibliche Sexualität untersuchen. Normalerweise vergleiche ich Sexualität nicht mit Nahrung, aber um meine Sicht anschaulicher darzustellen, mache ich hier eine Ausnahme. Man könnte die Pille mit einem Appetithemmer vergleichen, den man täglich zu sich nimmt. Vor allem in den ersten Tagen verspürt man keinen Hunger mehr und isst daher weniger. Nach einer Weile braucht man immer verlockenderes Essen in immer angenehmerer Atmosphäre, um Appetit zu bekommen. Genauso ist es auch mit der Sexualität, die durch die Pille gedämpft ist: Die Frauen können Sex haben, wann sie das möchten, aber körperlich ist ihre Lust darauf nicht mehr so intensiv. Man könnte Routine für den Rückgang der Libido verantwortlich machen. Man könnte sich anderweitig umschauen, um wieder neu Erregung zu spüren. Aber man wird kaum wahrhaben wollen, dass die weibliche Sexualität durch die hormonelle Kontrazeption fehlgeleitet ist. Anstatt den Mann zu wechseln, täten die Frauen vielleicht besser daran, ihren Körper anders zu behandeln …

Das Kind als Bedrohung

„Die Männer, die in ihrem Begehren keine Rücksicht auf die Frauen nehmen, das hat es schon immer gegeben, aber mit der Pille sind die Frauen zumindest vor dem Kinderkriegen geschützt. Sie haben keine Angst mehr, schwanger zu werden. Diese Angst verhindert sexuelle Befriedigung. Indem sie sich von dieser Angst befreit haben, können sie beim Sex experimentierfreudiger sein", so erinnern uns immer wieder streng die Feministinnen, weil wir so undankbar sind. Die Angst. Das ist der emotionale Pfeiler der Argumentation für die Verwendung von hormonellen Verhütungsmitteln. Die Gefahr ist nicht die Krankheit, nicht die Trennung, auch nicht der Mangel an Sex. Nein, der Feind Nummer Eins der Frauen ist ein Kind. Oder genauer gesagt, denn heute darf man die Dinge beim Namen nennen, das „unerwünschte Kind". Warum? Weil es unserer Idealvorstellung von Wohlbefinden schaden könnte, wenn sich einfach so ein Kind anmelden würde.

Das ist der kritische Punkt. Dass ein Kind wegen seiner vollkommenen Abhängigkeit und Verletzlichkeit als Bedrohung für das Wohlergehen der Frau empfunden wird. Genau das ist unerträglich: seine eigenen Bedürfnisse jemandem unterordnen zu müssen. Die Umkehrung davon ist das „Projekt Kind", denn es vermittelt die Illusion eines Gegengewichts: Die Existenz des Kindes muss sich dem Willen der Mutter unterordnen. Die Angst, die Selbstbestimmtheit zu verlieren, ist stärker als alles andere in unserer individualistischen Gesellschaft, wo sich Freiheit auf Egoismus reimt und Egoismus als Voraussetzung für beständiges Wohlbefinden gilt.

Die Anti-Baby-Pille ist das Symbol für die Garantie des Wohlfühlens. Der Zustand des physischen, psychischen und sozialen Wohlergehens ist die neue Definition der Gesundheit. Er berechtigt die Ärzte, Medikamente für Frauen zu verschreiben, die nicht krank sind. Es kann demnach Kranke ohne Krankheit geben, also ohne eine körperliche Fehlfunktion. Das Wohlbefinden wird zum höchsten Gut auf die Gefahr hin, den Organismus aus dem Gleichgewicht zu bringen, auf die Gefahr hin, eine Krankheit auszulösen. Auf diese Weise wird mit der hormonellen Verhütung der Weg frei für einen ganzen Zweig von medizinischen Dienstleistungen, die jederzeit bereit sind, unsere Wünsche zu erfüllen: eine Schwangerschaft verhüten, eine Schwangerschaft abbrechen, und dann einige Jahre später eine Schwangerschaft ermöglichen. Das handelnde Subjekt macht sich zum einzigen Richter über die Gewichtung der Bedürfnisse, und die Medizin steht ihm bereitwillig zu Diensten, um den Körper gefügig zu machen. Die weibliche Geburtenkontrolle hat diesen ganzen Bereich eröffnet, für den die Pille den medizinischen Zugang symbolisiert: Das eigene Leben steht über allem anderen, weil die Frauen es so gewollt haben im Dienst ihrer eigenen Entscheidungen.

Das Joch der Pille abschütteln
„Also, was halten Sie jetzt von der Pille?", fragt Céline noch einmal, weil ich ihr noch gar nicht geantwortet hatte. Anstatt ihr zu sagen, was ich davon halte, schlage ich ihr vor, zum Wesentlichen zu kommen: genaue Kenntnis des Körpers. Ich wiederhole hier nicht den Biologie-Unterricht, das können die Fachlehrer weitaus besser.

Allerdings können die Schüler erstaunlich gute Noten in den Arbeiten bekommen, aber wenn es darum geht, ihr Wissen im täglichen Leben anzuwenden, sind sie erschreckend unwissend. Was sie im Unterricht gelernt haben, ist fein säuberlich in ihrem Gehirn zwischen all den anderen theoretischen Informationen abgelegt, aber diese Schublade bleibt geschlossen. Deshalb verwende ich lieber eine bildhaftere, aber gleichzeitig klare Sprache, um ihnen den Körper einer Frau und eines Mannes anschaulicher zu erläutern, damit sie besser verstehen, was in ihnen eigentlich vor sich geht. Das Wissen um die Funktionsweise des Körpers ist der erste Schritt, um Verantwortung für die eigene Gesundheit übernehmen zu können.

Zudem ist es unsere Aufgabe, ihnen objektive Informationen darüber zu vermitteln, welche Möglichkeiten zur Empfängnisverhütung es heute gibt, und über die Art und Weise, wie die verschiedenen Methoden wirken. Die Lehrer folgen durchaus dem Lehrplan und erklären meistens durchaus die Wirkweisen der Kontrazeptiva. Aber sehr wenige unter ihnen erklären die Prinzipien von Selbstbeobachtung, also „natürliche" Methoden, die heute modern sind. Es gibt große Informationsdefizite, die wir aufholen müssen. Wenn man bedenkt, dass unsere Zeitgenossen bei der Knaus-Ogino-Methode stehen geblieben sind, dann sind sie ein Jahrhundert im Rückstand! Durch das ökologische Bewusstsein, das unsere Zeit charakterisiert, ist das Interesse an Methoden wieder erwacht, die vorher in Verruf geraten waren.

„Wie kann ich tolerieren, dass die Frau, die ich liebe, sich mit Hormonen vollstopft, während ich mich weigere, ein Hähnchen zu essen, dessen Fleisch auch nur kleinste Spuren davon enthält? Man isst Bio, man achtet auf seine Gesundheit, und nimmt dann die Pille. Das hat doch überhaupt nichts mit unserer Lebensphilosophie zu tun", findet ein junger 28-jähriger Mann, der mit seinem Unternehmen sehr engagiert daran arbeitet, eine Alternative anzubieten, die „mehr Respekt vor der Frau und mehr Verantwortung für den Mann ermöglicht". Allerdings sind diese Methoden nicht geeignet für Menschen, die nicht in einer stabilen Partnerschaft leben, denn sie erfordern gute Kommunikation und gegenseitige Treue. Aber immerhin wissen die Jungen und Mädchen, dass es auch Alternativen gibt. Frei zu sein, bedeutet das nicht zu allererst und vor allem eine Wahl zwischen verschiedenen Varianten zu haben? Pille, Spirale und Hormonpflaster als verschiedene Optionen darzustellen ist doch blanker Hohn, denn diese drei Methoden haben denselben Wirkmechanismus und auch dieselben Nebenwirkungen. Die Menschen haben erst dann eine wirkliche Auswahl, wenn sie auch Methoden kennen, die radikal anderen Prinzipien folgen sowohl was ihre Wirkweise betrifft als auch die dahinterliegende Philosophie. Das ist also der zweite Schritt.

Und schließlich, und das hat in den letzten Jahren überhaupt nicht stattgefunden: Man muss in der Lage sein, ohne Vorbehalte die Ängste und Sorgen der Jugendlichen und Heranwachsenden zu hören und aufzunehmen. Es ist normal, sich als Mama mit einem Baby vorzustellen, aber diese Sehnsucht verbietet man den jungen Mädchen. Das ist ein verbotener Wunsch, der weder heimlich gehegt noch laut geäußert werden darf, solange die Voraussetzungen für seine Realisierung nicht ideal sind. Als wäre, wie in diesem Fall, ein Traum unbedingt ein Projekt, das sofort in die Tat umgesetzt werden müsste. Und bevor sie davon träumen könnten, wie es wäre, ein Baby zu haben, setzt man sie „auf die Pille". Wir sollten nicht so viel Angst haben, dieses Thema anzuschneiden, und die Jugendlichen ausdrücken lassen, was diese Vorstellung in ihnen hervorruft. Dabei kann das Ausdrücken des Wunsches oder der Ablehnung der Mutterschaft ein Bewusstsein kreieren, um darüber rational nachdenken zu können. Nur dann kann es in uns reifen und uns zu einer wirklichen Entscheidung befähigen. Man muss ihnen Zeit geben, damit sie sich ihrer Ängste, ihrer Wünsche und ihrer Wissenslücken erst einmal bewusst werden. So können die Mädchen erfassen, dass sie die unglaubliche Fähigkeit haben, neues Leben in sich heranwachsen zu lassen und ein Kind zur Welt zu bringen. Das ist der dritte wesentliche Schritt, der durch das Versprechen der medizinischen Wirksamkeit der Pille unter den Tisch gekehrt worden ist.

Man ist davon ausgegangen, dass es ausreicht, den jungen Mädchen die Pille zu verschreiben, dass sie lediglich ein kleines Mittelchen schlucken müssten, und das Problem „Baby" wäre geregelt. Die Realität hat uns das Gegenteil bewiesen. Eine Methode ist dann sinnvoll, wenn sie zur Grundeinstellung und zu den Wünschen des Anwenders passt. Man kann die Lebenswirklichkeit der Menschen nicht mehr außer Acht lassen.

Die Interaktion zwischen dem Angebot der Kontrazeptiva und den Wünschen der Frauen verändert sich. Die Frauen sind dabei, sich von der Idee der „Super-Pille" zu befreien und andere Methoden der Empfängnisverhütung in den Blick zu nehmen. Die große Epoche der Pille geht dem Ende entgegen, eine neue Ära beginnt, die mit Sicherheit natürlicher und weniger medikamentös sein wird.

Anmerkungen

In Deutschland hat der Fall Marion Larat wesentlich weniger Aufmerksamkeit gefunden. An sich scheint das Vertrauen der Deutschen in Medizin und Sexualpädagogik höher zu sein als in Frankreich. Das ist für das Verhältnis zur Sexualität eigentlich erstaunlich, da es sich in den meisten anderen Fällen wie dem Vertrauen in Bio-Lebensmittel und Misstrauen gegen die Atomkraft genau entgegengesetzt verhält und generell „Natur" und „Natürlichkeit" in Deutschland einen sehr hohen Stellenwert genießen. Allerdings ist es bei Sexualität so, dass bei uns weniger der Körper und die Emotionen (in der Bandbreite von Erotik bis Liebe) wertgeschätzt werden, sondern nur die sexuelle Lust als isoliertes Phänomen das Prädikat „natürlich" und damit moralisch richtig bzw. gut bekommt.

Historische Studien haben gezeigt, dass es sich hier um den Einfluss von ideologischen Strömungen handelt, die in Deutschland besonders ausgeprägt waren und die dazu geführt haben, dass sexueller Lust und der Betonung ihrer Natürlichkeit etwas Sozialrevolutionäres anhaftet: Dieser Verbindung haben sich bereits die Reformpädagogen vor dem Ersten Weltkrieg, dann die Sozialisten und Kommunisten, aber auch die Nationalsozialisten im Kampf gegen das als veraltet wahrgenommene, christlich geprägte Bürgertum bedient. Die deutsche 68er-Bewegung erlag dann dem Trugschluss, dass die Sexualbefreiung ein Schlachtfeld für den Kampf gegen den Faschismus darstelle, obwohl es eigentlich um die Zurückweisung der christlich-konservativen Nachkriegskultur ging, die gerade unter dem Eindruck der moralischen Katastrophe des Nationalsozialismus nach dem Krieg eine Renaissance erlebt hatte. Entsprechend hieß das populärste Aufklärungsbuch dieser Zeit „Sexfront". Ohne die Erfindung der hormonellen Empfängnisverhütung hätte dieses Verständnis von politisch legitimierter sexueller Freizügigkeit allerdings nicht diesen Einfluss gehabt, und so stehen wir vor dem Phänomen, dass ein ausgesprochen kommerzielles Produkt – die „Pille" – von der Ablehnung als bürgerlich-kapitalistische Erscheinung ausgenommen wurde.

Es ist bedauerlich, dass aufgrund der Geschichte als „katholische" Verhütungsmethode die natürlichen Methoden zum Erkennen der fruchtbaren Tage zum Tabu geworden sind und sich die deutsche Sexualpädagogik bis heute ganz auf die Seite der Pharma-Industrie gestellt hat, die einen Genuss ohne Reue verspricht. Wie sich aber zunehmend herausstellt, handelt es sich dabei aber um eine fragwürdige Zusicherung. Immerhin wird auch in Deutschland zunehmend darüber diskutiert, ob es den jungen Frauen wirklich gerecht wird, wenn sexuelle Lust vollständig von dem ebenfalls natürlichen Bedürfnis nach Kindern getrennt wird, zumal die Planbarkeit im Wesentlichen nicht nur dem Individuum zugutekommt, sondern gerade auch seiner wirtschaftlichen Verfügbarkeit.

Abtreibung – Kundendienst nach der Verhütung

Ich sehe noch die verlegenen Blicke vor mir. Sie wussten nicht, wie sie sich verhalten sollten, einige haben lieber weggeschaut. Dieses peinliche Schweigen hatte etwas Beunruhigendes für mich, aber vielleicht haben sie sich so sicherer gefühlt. Alle haben ihr Unbehagen hinter Büchern versteckt, das Universum der Ideen wurde zu einem wunderbaren Schutzwall. Trotzdem musste ich grinsen: Ich schämte mich meiner Rundungen nicht. Aber ohne es recht zu verstehen, habe ich doch gespürt, was für ein Affront mein weiblicher Körper in seiner ganzen Fülle in dieser Universität war, dem Tempel des modernen Geistes. In den Fluren der Sorbonne hörte ich, wie sie hinter meinem Rücken tuschelten. Meine Schwangerschaft, die ich vor mir hertrug, hatte etwas Unheimliches, fast

Skandalöses an sich. Niemand gratulierte. Warum nicht? Jung und Studentin, da war doch klar, dass das kein Wunschkind war.

Wenn ich heute, 10 Jahre später, davon erzähle, sind die Reaktionen weniger verlegen und man redet offener. Allerdings erwähne ich dabei nicht, dass mir das passiert ist. „Wenn ein Mädchen schwanger in die Uni kommt, dann ist das erste, was ich wissen will: Was ist passiert?", sagt Guillaume, einer meiner Studenten aus dem Vorbereitungskurs. Seine Bemerkung ist interessant. Eine Schwangerschaft bringt offen ans Licht, was normalerweise in die Privatsphäre gehört. Der runde Bauch wird zum Beweis, dass da „etwas gewesen ist", aber dieses „etwas" ist nicht die Tatsache, dass die Studentin „sexuell aktiv" ist (wie man etwas unbeholfen sagt), denn das Gegenteil hätte in ihrem Alter mehr erstaunt. Wenn Guillaume sich offen über den Grund der Schwangerschaft Gedanken macht, dann ist das zunächst einmal aufdringlich und respektlos. Wirklich unerhört aber ist, dass er wissen will, was da schiefgelaufen ist. Schwanger sein und studieren, da muss doch irgendetwas passiert sein. Aber was?

„Wir leben ja in einer Zeit, in der es Methoden zur Verhütung gibt. Gut, Unfälle können natürlich immer passieren, das weiß jeder. Aber dann hätte sie ja abtreiben können." Anaïs spricht aus, was die anderen im Stillen denken. „Anaïs hat Recht, wenn die Verhütung nicht klappt, braucht sie doch nur abzutreiben", bekräftigt Mattéo. Diese beiden Kommentare von Jungen einer Generation, die mit dem Recht auf Verhütung und Abtreibung geboren ist, machen deutlich, wie stark diese beiden Aspekte verbunden sind: Abtreibung ist quasi der Kundendienst nach der Verhütung. Das zeigt die Statistik sehr deutlich: Die Anzahl der Schwangerschaftsabbrüche ist in Frankreich stabil geblieben, obwohl wirksame Verhütung problemlos zugänglich ist. Wir kennen diese Zahlen, und wir haben uns daran gewöhnt. Die Freundinnen, die schon abgetrieben haben, verhüten alle irgendwie.

Von der „falschen Anwendung" zum „schlechten Gewissen"
„Sie haben es einfach nicht richtig gemacht. Es gibt immer noch so viele Abtreibungen, weil die Verhütungsmittel falsch angewendet werden", erklärt Fanny während unserer Diskussion. „Ja, echt, man muss schon ziemlich doof sein, um schwanger zu werden", fügt Morgane abschätzig an. Wir hatten ja schon verstanden, dass Guillaume, wenn er fragt „Was ist passiert?", eigentlich nach dem Grund für das Versagen der Verhütung gefragt hat. Wenn du Sex hast, musst du dich schützen. Wenn du schwanger geworden bist, hast du also nicht oder nicht ausreichend verhütet. Trotzdem scheinen alle irgendwie beunruhigt. Guillaume fragt noch einmal nach: „Es gab doch sicher einen Grund für diese Situation?" Fanny fühlt sich selbst unwohl und schiebt ihr eigenes schlechtes Gewissen auf die jungen Frauen, von denen sie glaubt, sie hätten die Verhütungsmittel „falsch angewendet". Morgane äußert sich herablassend, um sich besser distanzieren zu können. Offensichtlich macht eine schwangere Studentin ihren Kommilitonen Angst: „Es stimmt ja schon, man kann ein Kind in unserem Alter kriegen." Das bislang abstrakte Risiko wird plötzlich real.

Die Verhütung an sich hinterfragt jedoch niemand. Die Schuld wird immer bei den Anwendern gesucht, nicht bei dem Medikament. Das ist normal, denn die Kontrazeptiva auf dem Markt haben den Ruf der fast absoluten Zuverlässigkeit: „Das ist wissenschaftlich bewiesen!" Perfekte Sicherheit existiert aber nicht. Und wenn, dann müsste für Frauen, die einen „Unfall" erlebt haben, eigentlich ein Auffrischungskurs in Verhütung angeboten werden. Aber abgesehen von den Fällen, die als Ausnahmefälle deklariert werden, verliert die Verhütung im Schlafzimmer sehr schnell an Wirksamkeit. Zwischen der theoretischen Anwendung und der praktischen Benutzung besteht ein großer Unterschied bei jeder der verschiedenen Verhütungsmethoden. Außerdem gibt es da noch ein kleines Detail, das vielleicht auch nicht ganz außer Acht gelassen werden sollte: Wir sind menschliche Wesen und keine Laborratten, und noch viel weniger sind wir Maschinen! Im wirklichen Leben von echten Menschen gibt es Fehler und Fehlverhalten. Man trinkt zu viel, man lässt Dinge schleifen, man passt nicht immer auf, und manchmal hat man auch ganz spontan Lust auf Sex. Es gibt also viele Faktoren, die zu einem Ansteigen der Fehlerquote führen können, denn der perfekte Anwender existiert nicht, oder wenn es ihn geben sollte, führt er sicher ein unglaublich langweiliges Leben.

Da unser Leben also kein theoretisches Konstrukt ist, warum sind wir dann so stolz auf die Ergebnisse bei perfekter Anwendung? Uns interessiert doch hauptsächlich, wie das unter tatsächlichen Bedingungen funktioniert, oder? Wahrscheinlich betonen wir deshalb diese guten statistischen Werte, weil wir sie gar nicht hinterfragen wollen. Es wird immer auf die Wirksamkeit hingewiesen, ohne die Versagerquote mit hineinzurechnen, denn die

Abtreibung – Kundendienst nach der Verhütung 125

Verantwortung liegt nicht bei der Verhütungsmethode, sondern bei den Anwenderinnen. Die Frauen, die heute schwanger werden, können die Schuld also nur bei sich selbst suchen: Es war ihr eigener Fehler! Und sogar wenn es eigentlich ihr Partner war, der nicht mit dem Kondom zurechtgekommen ist, werden sie sich selbst vorhalten: „Ich hätte doch die Pille nehmen sollen, dann hätte ich jedenfalls dafür gesorgt, dass nichts passiert." Die Frauen, die ihr Gewissen so plagt, beschuldigen nicht etwa den Arzt oder das Medikament. Sie bleiben stumm.

Es gelingt sogar das Kunststück, das Versagen der Verhütungsmittel, das sich deutlich in der immer noch sehr hohen Abtreibungsrate zeigt, dazu zu benutzen, die Verwendung der Pille noch stärker zu propagieren. Wenn eine Schwangerschaft in einer Situation eintritt, die zur Erziehung von Kindern ungünstig ist, wird uns nur umso klarer, wie nötig Verhütung ist, aber es bleibt ja immer noch der Ausweg der Abtreibung. Die Frauen denken: „Zum Glück gibt es Verhütung! Zum Glück gibt es Abtreibung! Jetzt bin ich jedenfalls nicht bereit, ein Kind zu haben, und zukünftig werde ich besser aufpassen." Aber sie verändern nichts an ihrer Situation, an ihrem Lebensstil oder an ihrem Verhalten beim Sex. Sie überdenken nicht ihren Kinderwunsch oder ihr bisheriges Fehlverhalten. Sie machen so weiter wie bisher, vielleicht passen sie besser auf. Aber sie wissen immer, dass es im Falle eines Falles eine Pannenhilfe gibt.

Begehren und begehrt sein – die Grundvoraussetzung, um leben zu können

„Es könnte ja sein, dass das Mädchen, das schwanger zur Uni kommt, obwohl es die Möglichkeit zur Verhütung und zur Abtreibung gibt, wie Fanny richtig bemerkt hat, dass sie das Kind vielleicht haben will", vermutet Amandine und sagt weiter: „Wenn sie das wirklich möchte, dann würde ich mich für sie freuen. Für mich käme das nicht infrage, aber ich respektiere ihre Entscheidung. Aber sie muss jetzt auch damit klarkommen." Schwanger zu sein bedeutet nach Amandine erst dann eine gute Nachricht, wenn die Frau äußert, dass sie das auch möchte. Wie bitte? Es gibt zwei Möglichkeiten: Entweder hat man schon lange und viel mit seiner Umgebung darüber geredet. Dann kann man sicher sein, dass die anderen mit Freudenschreien und Tränen der Rührung darauf reagieren, wenn es so weit ist. Oder man kann sich entscheiden, eine ungeplante Schwangerschaft nicht zu unterbrechen. Wenn man schwanger bleibt, obwohl man abtreiben könnte, dann wollte man dieses Kind offensichtlich.

Da die Frau nun die Option hat, sich für oder gegen ein Kind zu entscheiden, ist es ihre Aufgabe, sich der Herausforderung zu stellen. Wenn sie anfängt zu zweifeln, wenn sie gerade von allem die Nase voll hat und ihr alles zu viel wird, dann wird man der jungen Mutter sagen: „Du hast es so gewollt", „Du hättest dir ja kein Kind andrehen lassen müssen, wenn du nicht zu diesen Opfern bereit bist", „Diese Fragen hättest du dir wirklich vorher stellen müssen. Jetzt ist es zu spät." Na toll! Das ist genau die Art Unterstützung, die eine Mutter braucht, wenn sie am Rand einer Nervenkrise ist.

„Wenn sie mit ihrem dicken Bauch in die Vorlesung kommt, dann hat sie doch schon ihre Entscheidung getroffen. Sie hätte vorher überlegen müssen, ob sie das Kind behalten will oder nicht", sagt jetzt Maeva. Vorher, das ist in einer sterilen Arztpraxis. Bei der ersten Untersuchung fragt der Arzt zur Begrüßung: „Ist das eine gewollte Schwangerschaft? Ich meine, war das geplant?" Denn gewollt ist gleichbedeutend mit geplant. In diesem aseptischen Gespräch wird kein Raum gelassen für die Zwiespältigkeit der Wünsche. Es werden geschlossene Fragen gestellt, und dabei spielt es keine Rolle, dass eine Schwangerschaft so viele und durchaus widersprüchliche Gefühle auslösen kann!

Die Zwiespältigkeit der Wünsche und Gefühle kennzeichnet die Zeit der Schwangerschaft in besonderer Weise. In dieser Zeit sind Geburt und Tod eng miteinander verwoben: In dem Moment, in dem ich Leben schenke, gebe ich gleichzeitig das Kind dem Tod preis, während ich Leben gebe, fürchte ich gleichzeitig das Sterben. Das Kind kann ich in einem Moment freudig ersehnen und im nächsten Moment kann es passieren, dass ich es völlig ablehne. Ich liebe es ebenso sehr, wie ich es möglicherweise hasse, und ich kann sein Leben ebenso wünschen wie ich ihm vielleicht manchmal den Tod wünsche. So sieht die Realität der Wünsche während der Schwangerschaft aus, einer Umgebung zum Trotz, wo nur schwarz oder weiß erlaubt sind, aber niemals Graustufen.

„War das eine gewollte Schwangerschaft?", fragt der Arzt, und man wird wohl antworten müssen, denn er muss ja wissen, was er mit diesem „Zellhaufen" anfangen soll: Welchen Wert misst man ihm bei? Welche Zukunft liegt vor ihm? Mit diesen Fragen verleiht er offiziell der Frau eine Macht über Leben und Sterben dieses Wesens in ihr. Es ist in gewisser Weise eine Zeremonie, eine Art Initiationsritus. In diesem Augenblick wird sie zur Göttin: Ihr Wunsch entscheidet darüber, ob dieses werdende Wesen leben darf oder dem Tod geweiht ist.

„Ja, wir möchten schon lange Eltern werden", ist offensichtlich die beste Antwort. Die Verwendung eines „wir" garantiert Seriosität, es handelt sich um den „Plan eines Paares". Mit dem Zusatz der zeitlichen Perspektive „schon lange" müsste sie jetzt die Glückwünsche des Jury-Doktors entgegennehmen, wenn er so nett wäre. „Nein, es war ein Unfall" – das ist geschickter als zu sagen „Nein, ich dachte einfach, ich werde nicht schwanger", denn das würde eine Naivität zum Ausdruck bringen, die gegenüber einem Gesundheitsexperten absolut unangebracht wäre. In diesem Fall hat sie Anrecht auf die nächste Frage: „Soll diese Schwangerschaft fortgesetzt werden?" Und schon sind wir wieder am Anfang angekommen, und das Kopfzerbrechen beginnt.

Leben oder sterben lassen
Eine Einigung mit sich selbst wird wohl nötig sein, obwohl das kein einfaches Unterfangen ist! Wir haben alle schon erlebt, dass die Meinungen zwischen unserem Körper, unserem Verstand und unserem Herzen durchaus auseinandergehen können – ziemlich häufig sogar. Der beste Beweis ist, dass man schwanger werden kann, „ohne es zu wollen". Das heißt, der Körper sagt „ja", der Verstand sagt: „Hallo, ich habe nichts bestellt!", und das Herz antwortet „Wenn man immer warten wollte, bis du einverstanden

bist, würde man ja nie im Leben zu etwas kommen. Ich bin schließlich derjenige, der in diesen Angelegenheiten das Sagen hat." An diesem Punkt kann es ziemlich kompliziert werden, denn es können sich im Kopf erstaunlich viele Stimmen zu Wort melden, die etwas zu dieser Situation beitragen wollen ... Da ist die Vorsichtige: „Job? Okay. Typ? Okay. Wohnung? Okay." Die Angepasste: „Welche von meinen Freundinnen ist schwanger? Bei welcher sind die Chancen groß, dass sie noch in diesem Jahr schwanger wird?". Dann die Rebellin: „Jetzt ist die Gelegenheit, endlich die ganze gute Erziehung sausen zu lassen!" Es gibt noch viele andere Stimmen, wie z. B. die Ängstliche: „Eine Schwangerschaft ist mit ziemlich vielen Risiken verbunden." Die Lebenslustige: „Neun Monate ohne Alkohol? Keine Chance!" Die Nymphomanin: „Neun Monate Sex, wann man möchte? Ein Traum!". Die Eitle: „All das, nur damit man Schwangerschaftsstreifen kriegt und unförmige Brüste? Spinnt ihr, oder was?" Wenn man bedenkt, dass all diese Stimmen in einem einzigen Kopf wohnen, sollte man ein bisschen Zeit einplanen, damit sie miteinander diskutieren können!

Ich übertreibe! Es ist ja allgemein bekannt, dass Frauen stets in sich selbst ruhen und über einen reinen und aufgeklärten Willen verfügen. Die Gesetzesänderung der französischen Regierung ist in diesem Zusammenhang sehr zu begrüßen, durch die das Einholen einer Drittmeinung in einer weiteren fachlichen Beratung, eine Regelung zur Bedenkzeit und die Anerkennung einer Notlage aus dem ursprünglichen Gesetz zum Schwangerschaftsabbruch gestrichen wurden: Wir brauchen das alles nicht! Denn wir haben die Frucht vom Baum der Erkenntnis des

Guten und Bösen gegessen! Danke, dass Sie endlich aufhören, uns wie Frauen zu behandeln: In Wahrheit sind wir Göttinnen. Das glauben wir jedenfalls, oder man möchte, dass wir das glauben. In einer weiteren fachlichen Beratung könnte die Frau zum Ausdruck bringen, wie sie die Schwangerschaft erlebt. Gerade im Fall einer „ungewollten Schwangerschaft" ist ein persönliches Beratungsgespräch unbedingt nötig, um ein Verständnis dafür zu entwickeln, was zu diesem „Unfall" geführt hat, damit so etwas nicht wieder vorkommt. Durch solch ein aktives Zuhören kann aufgedeckt werden, inwieweit die Schwangerschaft vielleicht eine unbewusste Antwort auf persönliche Probleme ist. Es gibt viele unbewusste Gründe, die eine Frau dazu bewegen können, schwanger zu werden. Vielleicht fragt sie sich, ob sie überhaupt in der Lage ist, schwanger und damit eine Frau wie alle anderen zu sein? Jede hat ihre eigene, persönliche Lebensgeschichte, die es zu verstehen gilt, um ihr bei dieser Entscheidung angemessen helfen zu können.

Eine Verkürzung der Zeit für Gespräche und Entscheidungshilfen bedeutet eine bewusste Verharmlosung der Abtreibung. Man versucht, daraus ein Ereignis wie jedes andere im Leben einer Frau zu machen, um mögliche Schuldgefühle gar nicht erst zuzulassen. Um den Wegfall dieser Phase zu rechtfertigen, rufen die Feministinnen, die Frauen würden durch den Zwang zu solchen Beratungsgesprächen bevormundet. Aber ist es nicht im Gegenteil eine Respektsbezeugung vor der Würde der Frau, wenn man ihr die Möglichkeit geben würde, sich ihre Wünsche bewusst zu machen, nachzudenken und ihren Gefühlen Ausdruck zu verleihen, um zu einer guten Entscheidung für ihr Leben kommen zu können? Auch wenn man Gefühle nicht ausdrückt, hinterlassen sie trotzdem bleibende Spuren in uns. Über die Jahre verfestigen sie sich und können eines Tages in Form von Unfruchtbarkeit oder einer neuen Schwangerschaft, einer Fehlgeburt oder einer Trauer wieder auftauchen. Wenn man diese Zeit überspringt, riskiert man einen Bumerang-Effekt. Mit der Anerkennung der Tatsache, dass ein Schwangerschaftsabbruch ein schwerwiegender Eingriff ist, erlaubt man den Frauen, sich zur rechten Zeit und im rechten Maß damit auseinanderzusetzen, welche Bedeutung und welche Auswirkungen das für sie hat.

Der große Abwesende
Während all dieser Zeit gibt es einen, von dem man nicht viel hört ... Das ist normal: Er wurde gebeten zu schweigen! Und da der moderne Mann gehorsam ist, wartet er brav auf die Entscheidung von derjenigen, die sein Kind austrägt. Wenn das Paar diese Entscheidung schon lange gemeinsam getroffen hat, dann muss er jetzt nur noch seine Freude darüber zum Ausdruck bringen, denn man wollte ja, und nun hat es geklappt, dann muss man sich doch freuen, egal, wie er sich wirklich fühlt, er muss ja nur so tun! Im Fall einer überraschenden Schwangerschaft weiß er, dass er auf die Ankündigung mit den Worten zu antworten hat: „Das ist deine Entscheidung. Ich werde sie respektieren. Du weißt, dass ich dich liebe?" Aber ehrlich gesagt, wenn man zu einer Frau sagt: „Das ist deine Entscheidung", dann ist das nicht Liebe, dann ist das Feigheit. Ein Mann, der liebt, der übernimmt Verantwortung, er hilft bei den Überlegungen, beim Abwägen von Pro und

Kontra, bei der Suche nach Lösungen für diese Situation, so überraschend sie auch sein mag. Er unterstützt, tröstet und sagt: „Ich steh dir bei: Bei diesem Kind, das wir beide gemacht haben, kannst du auf mich zählen." Welche Frau will schon einen Vater für ihr Kind, der sagt: „Das ist deine Sache."? Man will schließlich kein Kind, wenn man schon eins am Hals hat!

Die jungen Männer sind oft ganz nette Kerle, total freundlich, aber unglaublich unwissend, wenn es um solche Dinge geht. Die Pille und alle Verhütungsmittel richten sich an die Frauen, mit Ausnahme von Kondomen. Das Recht auf Verhütung und Abtreibung liegt in der Macht der Frauen. Sie bestimmen darüber, und sie übernehmen die alleinige Verantwortung dafür. Indem Geburtenkontrolle eine Sache der Frauen geworden ist, wurde der Mann der Verantwortung enthoben. Ein Teufelskreis ist entstanden: Je mehr die Frauen die Männer von der Geburtenkontrolle ausschließen, desto weniger fühlen sie sich dafür verantwortlich. Ihre mangelnde Reife demotiviert die Frauen, die sich umso mehr vor einer Schwangerschaft schützen, allerdings ohne die Männer in ihre Überlegungen mit einzubeziehen. Je weniger sie eingebunden werden, desto weniger sind ihnen die Konsequenzen ihrer Handlungen bewusst, und umso mehr bleiben sie kleine Jungen: völlig infantilisiert von den Frauen, auch wenn die sich noch so sehr darüber beklagen.

Man gesteht den Männern keinerlei Recht in diesen Fragen zu und ignoriert dabei scheinheilig den Einfluss, den sie tatsächlich auf Frauenfragen haben. Wie könnte man ehrlicherweise behaupten, sie hätten gar keinen Einfluss? Unsere Gesellschaft produziert reichlich junge, nette

Männer, die doch in gewisser Weise undiszipliniert bleiben. „Entweder das Kind oder ich" ist eine Reaktion von Freunden oder Ehemännern, die auch heute noch weit verbreitet ist. Die in die Enge getriebenen Frauen werden so dazu gebracht abzutreiben. Die von dem Partner oder von der Familie „erzwungenen" Abtreibungen gibt es wirklich, und zwar häufiger, als man meinen könnte. In meiner Beratung höre ich regelmäßig solche Geständnisse. Die Frauen wirken erleichtert, wenn sie endlich davon erzählen können, ihre Tränen und ihre Wut herauslassen können, die sie seither in sich eingeschlossen hatten, auf ihren Partner oder Freund oder manchmal sogar auf die Männer im Allgemeinen. Indem man das Wort des Mannes oder sein Schweigen unbeachtet lässt, unterschätzt man seinen Einfluss. Das ist besonders deshalb schlecht, weil ja die weitere fachliche Beratung weggefallen ist, mit deren Hilfe die emotionalen Beweggründe für die Entscheidung aufgearbeitet werden könnten. Die ganze Welt verschließt die Augen. Es ist einfacher zu sagen, es sei die Entscheidung der Frau.

Es gibt auch die Männer, die darunter leiden, dass sie nicht bei der Geburt *ihres* Kindes dabei waren. Wann werden wir fähig sein, den Schmerz derjenigen zu verstehen, die sich bei dem ganzen Prozess, der auf eine Abtreibung hinausläuft, ausgeschlossen fühlen? Wer kann ermessen, wie schwer eine Abtreibung auf dem Gewissen der Männer lasten kann (manchmal eine ganze Zentnerlast)? „Ich habe mich dafür bestraft gefühlt, ein Mann zu sein", erzählt mir dieser 23-Jährige: „Nachdem wir entdeckt hatten, dass meine Freundin schwanger ist, sind wir zu Pro Familia gegangen. Dort haben sie mich total angemeckert, dass ich nicht aufgepasst hatte. Ich hatte den Eindruck, die Damen dort machen mir zum Vorwurf, dass ich einen Erguss hatte!" Zu der Zeit war er 19. Eine solche Behandlung ist unerträglich. Sie verletzt die Männlichkeit. Wie lange werden wir die Männer noch dafür bezahlen lassen, dass sie einen Penis haben?

Nein, ich werde nicht mein ABC des Feminismus über Bord werfen: Es muss einzig die Entscheidung der Frau sein, weil es ihr Körper ist. Aber ganz praktisch wird ein Kind nicht von einer Person alleine gemacht, und die Verantwortung liegt auch nicht nur bei einem der beiden. Es ist Teil einer Beziehung, einer Familiengeschichte, einer Gesellschaft. Wenn wir die moralische Verantwortung einzig den Frauen übertragen, angefangen von der Verhütung bis hin zur Abtreibung, werden die Männer ihrer Verantwortung enthoben und mit ihm die Familien und die ganze Gesellschaft. „Warum sollte ich solidarisch sein mit ihrer Entscheidung, ein Kind auf die Welt zu bringen? Wenn es ihre Entscheidung ist, wenn man mir verbietet, meine Meinung zu sagen, wenn wir nicht ermutigt werden, als Paar gemeinsam Verantwortung zu übernehmen dafür, dass vielleicht ein Kind kommt, warum sollte ich dafür bürgen?" Das „Recht auf Selbstbestimmung über den eigenen Körper" hat aus dem Kind das Eigentum der Frau gemacht, es hat das Kind von seinem Vater und von der Gesellschaft abgetrennt. Die Frauen sind isoliert, die soziale Bindung ist abgeschnitten. Dabei ist gegenseitige Hilfe bei der enormen Aufgabe, ein Kind zur Welt zu bringen und zu erziehen, unglaublich wichtig: Man muss sich auf die Unterstützung der anderen verlassen können.

Das beste Alter, um ein Kind zu bekommen

„Ich finde, das ist superjung, um ein Kind zu bekommen. Ich finde das total unverantwortlich", sagt Amélie zum Thema der schwangeren Studentin. Na gut, das ist ihre Meinung. Die Frau, die sich dafür entscheidet, es zu „behalten", hinterfragt in gewisser Weise die Entscheidung, die Amélie vielleicht versucht zu vermeiden oder die sie vielleicht schon getroffen hat, indem sie schon einmal den Prozess eines beginnenden Lebens beendet hat. Diese „freie Entscheidung" ist eine gegenseitige Provokation. Seit Schwangerschaft als Wahlmöglichkeit gilt, beobachten Frauen sich gegenseitig und kritisieren sich freimütig: „Na, was hältst du davon, dass Mathilde schwanger ist?" Wenn eine sorgfältig jeden Tag ihre Pille einnimmt, bestätigt sie ihre Freundinnen darin, dass es eine gute Entscheidung ist, jetzt noch kein Kind zu bekommen. Das gilt umgekehrt für diejenige, die allerdings seltener anzutreffen ist, die sich entscheidet, ihrer Schwangerschaft ihren Lauf zu lassen. Jede beobachtet sich selbst, beobachtet die anderen und weiß sich ebenso beobachtet.

Ganz persönlich höre ich mir das jetzt schon 10 Jahre lang an, dieses „Du hast deine Kinder aber wirklich sehr jung bekommen!" Hier muss man präzisieren. Heutzutage ist das „superjung" nicht ausschließlich reserviert für das junge Mädchen von 12 Jahren aus den Elendsvierteln, das aufgrund einer Vergewaltigung Mutter geworden ist und dessen Gesundheit durch die Schwangerschaft gefährdet ist. In meinem Fall war ich volljährig und sehr glücklich verheiratet, als es dazu kam. Das „superjung" gilt in unseren westlichen Ländern für alle Frauen, die bei ihrer ersten Schwangerschaft 25 Jahre und jünger sind. Ab 25 fällt das „super" weg, aber das „jung" bleibt noch. Zwischen 30 und 35 ist es spät, aber noch im Rahmen. Die berühmt-berüchtigte biologische Uhr tickt, der Druck wird spürbar. Ab 35 hängt man dann „super" an „spät" und fügt noch an „Na, ist das nicht ziemlich anstrengend?" („In deinem Alter" wird höflicherweise weggelassen.)

Zu jedem Alter gehört ein ganzer Katalog an Überlegungen. Hier meine Liste als „superjunge" Mutter:

- *(Neugierig):* „Findest du es nicht schade, dass du deine Jugend verpasst hast?"
- *(Sportlich):* „Für dich ist es einfach, deine schlanke Linie wiederzukriegen!"
- *(Genussmensch, ein bisschen gemein):* „Also, wir haben unser Leben vorher voll ausgelebt, wir sind viel gereist, und wir sind total zufrieden, dass wir unsere Kinder erst spät bekommen haben."
- *(Philosoph, Typ „Reisen prägen die Jugend"):* „Also ich finde das toll! Als ich jung war, hatte ich noch gar keine Ahnung vom Leben."
- *(Optimist):* „Das wird super für deinen Sohn: Ganz ehrlich, wenn er 18 ist, kannst du als seine große Schwester durchgehen."
- *(Karrierefrau):* „Wart's ab: Mit einem Kind zu studieren ist echt schwierig, und bei der Berufswahl wirst du es sehr schwer haben. Es ist besser, die Kinder danach zu kriegen."
- *(Stratege):* „Eigentlich ist das ein guter Plan: Du hast früh Kinder und kannst dich dann voll auf deine Karriere konzentrieren."

Abtreibung – Kundendienst nach der Verhütung 137

- *(Dynamisch):* „Du hast das richtig gemacht. Jetzt hast du noch genug Energie für deine Kinder."
- *(Nicht zu vergessen, die Direkte):* „Ganz ehrlich, bedauerst du das nicht?"

Und dann kommt natürlich immer wieder: „Also, ich könnte das nie." Am liebsten hätte man den Mut, dann zu antworten: „Da kannst du ja jetzt froh sein, dass nicht du schwanger bist, du blöde Kuh!" Ganz offensichtlich spiegeln sich in diesen Reaktionen die persönlichen Lebenseinstellungen, als würde jede dieser Frauen sich in der werdenden Mutter wiederfinden, die eine mit Furcht, die andere mit Neid. Die Männer stehen dem in nichts nach und halten zu ihrer Freundin oder Frau.

Die „jungen Mütter", die „späten Mütter" und auch die „superspäten Mütter" kennen alle die ganze Litanei an Kommentaren, die ihre Entscheidung begrüßen oder sie ablehnen. Im Moment ist man einigermaßen tolerant gegenüber denjenigen, die zwischen 25 und 30 Kinder bekommen. Allerdings findet man, dass sie ihre Karriere aufs Spiel setzen. Wie sollen sie das in ihrer Lebensplanung alles unter einen Hut bringen? Einige machen Abstriche, andere wählen lieber eine berufliche Veränderung, um sich von dem Druck zu befreien, dem sie sich durch die hohen Anforderungen von allen Seiten ausgesetzt sehen, oder wegen der ständigen abfälligen Bemerkungen über ihr Leben als Frau, als Partnerin, als Mutter.

Das „Projekt Kind" oder die Rückkehr zur perfekten Mutter

Wenn man sich entscheidet, Mutter zu werden, muss man der Anforderung gewachsen sein. Durch das Recht auf Abtreibung wird das Kind zum Ergebnis einer persönlichen Entscheidung: Ein Kind zu haben wird zu einem Projekt unter vielen. Jetzt soll es klappen! „Damit es mit Ihrem Baby klappt", wie es auf einer Werbung für ein Geschäft für Säuglingsartikeln hieß, ist zum neuen Imperativ geworden. Das war doch genau die Frage, die ich mir schon gestellt hatte, als es darum ging, wie es mit meiner Schwangerschaft weitergehen soll: „Werde ich eine gute Mutter für dieses Kind sein?" Dieser Frage sollte man sich vor der Zeugung stellen: „Werde ich in der Lage sein, dem Kind das Beste zu bieten? Bin ich der Herausforderung wirklich gewachsen?"

Wir sind so erzogen worden, dass wir die Bedingungen, die wir als Eltern erfüllen sollten, vollkommen verinnerlicht haben: abgeschlossenes Studium, eine gute Arbeit (mit unbefristetem Vertrag), eine Wohnung, die groß genug ist, sowie eine stabile Partnerschaft. Unnötig zu sagen, dass mit diesen Voraussetzungen das Projekt der Elternschaft immer weiter aufgeschoben wird. Bis man endlich den Traumberuf gefunden hat und den Mann, der sich langsam der Idee aufgeschlossen zeigt, Vater zu werden, ist man deutlich über 35, das Alter, in dem sich die Fruchtbarkeit der Frau schon im freien Fall befindet. Aber das ist nicht schlimm: Es gibt schließlich künstliche Befruchtung, und es finden sich sogar Frauen, die für uns unser Baby austragen könnten! Die biologische Uhr bestimmt also immer weniger unsere Lebensplanung.

Was zählt, ist das Geld. Um ein Kind glücklich zu machen, braucht man Geld, dann kann man ihm alles geben, was es braucht beziehungsweise was es will, wobei der Unterschied zwischen beidem kaum merklich ist. Ein Kind kostet heute viel mehr, weil die realen sozialen Netze immer stärker reduziert sind: Das Kind gehört den Eltern und nicht mehr der Gemeinschaft. Eltern können erheblich weniger darauf zählen, dass man sich hilft, dass Kleidung, Spielsachen oder Möbel getauscht werden: Jeder kümmert sich um seins! So betrachtet, bedeutet ein Kind eine starke finanzielle Belastung. Es ist eine explosive Mischung, auf der einen Seite die gesellschaftlichen Werte von Individualismus („Du kannst dich nur auf dich selbst verlassen") und Materialismus („Geld ist die Grundlage für Glück"), die uns vermittelt wurden, und auf der anderen Seite die Frauenrechte, die uns eingeimpft wurden und das Kind zu einer persönlichen Entscheidung gemacht haben. Der Druck auf die Frauen ist enorm, sie sind in der Klemme.

Das Schlimme daran ist, dass dieser Druck noch nicht einmal von einer externen, religiösen oder staatlichen Institution ausgeübt wird. Nein, es sind die Frauen selbst, die sich derart unter Druck setzen.

In New York habe ich den Prototyp dieser „perfekten Mütter" erlebt. Auf den Spielplätzen nennt man sie „Helikopter-Mütter", denn sie verbringen ihre Zeit, indem sie ihrem Kind auf Schritt und Tritt folgen. Alles dreht sich ausschließlich um ihren Liebling. Man nennt sie „*hockeymom,*" denn sie kutschieren ihre Kinder in ihrem Auto (oder dem des Chauffeurs) zu den vielen verschiedenen Aktivitäten, sodass ihr Zeitplan fast dem Terminkalender eines Ministers gleicht. Sie tun alles, sie geben alles, damit ihr Kind im Leben erfolgreich wird. Aber bei dem Wettrennen um Perfektion wird das Kind zum bloßen Instrument der Selbstdarstellung: Es wird zum Beweis für die eigenen Fähigkeiten. Der Druck auf das Kind ist enorm, der Druck auf die Mütter ist nicht zum Aushalten. Das ist der Bumerang-Effekt vom Recht auf Abtreibung.

Wenn man möchte, es aber nicht klappt
Die schwangere Frau ruft hitzige Debatten hervor, wann wohl die beste Zeit zum Kinderkriegen ist, aber über die Kinderlosen wird auch geredet. Schnell werden Frauen ohne Kinder zu Egoistinnen abgestempelt. Weil Mutterschaft zum Ergebnis der persönlichen Entscheidung geworden ist, fallen die Urteile manchmal hart aus. „Wenn man keine Kinder hat, dann wird man seiner Bestimmung als Frau nicht gerecht", so hört man es manchmal im privaten Kreis. Das Recht auf Abtreibung und Verhütung hat aus der Mutterschaft ein persönliches Projekt werden lassen. Man hat nicht nur die Wahlmöglichkeit, Muttersein wird nun mit Glück gleichgesetzt.

Nie zuvor wurde der Wert der Mutterschaft so hoch geschätzt wie heute, seit es möglich ist, sie zu vermeiden. Es ist paradox: Eine vermeintlich individuelle Entscheidung hat zu einem allgemein gültigen Gebot geführt. Inzwischen „darf" man nicht nur, es ist ein „muss" geworden. Die Frauen, die „es geschafft haben, Mutter zu sein", zeigen überall in den sozialen Netzwerken ihr blühendes Leben. Die bekanntesten unter ihnen präsentieren sich auch in Frauenzeitschriften. Manchmal frage ich mich, ob dieses Bedürfnis, sein Familienglück mit der

Veröffentlichung von Privatfotos allen vor Augen zu führen, nicht womöglich aus dem Bedürfnis herrührt, sich selbst versichern zu wollen, dass es die richtige Entscheidung war, das Baby zu behalten. Der Vorteil von Fotos im Gegensatz zu Videos ist, dass man sie aussuchen und retuschieren kann, und vor allem sind sie still. Mutterschaft wird auf Hochglanzpapier dargestellt. Alles ist sauber und schön in dieser heilen Welt. Ein Bild, das in krassem Gegensatz zur Realität steht.

„Ich versuche schon seit Monaten, schwanger zu werden, aber es klappt einfach nicht. Ich bin völlig verzweifelt. Was läuft nur schief bei mir? Warum habe ich nicht das Recht darauf? Was habe ich falsch gemacht?" Nina, 29, ist besessen von dem Wunsch, ein Kind zu bekommen, und sie leidet darunter, dass es nicht funktionieren will. „Jahrelang habe ich alles dafür getan, dass nichts passiert, und jetzt, wo ich will, da klappt es nicht! Ich verstehe das nicht. Ich überlege immer wieder, ob es etwas in meinem Leben gab, weswegen es nicht funktioniert. Ich brauche einen Grund, aber der Arzt sagt, es gibt keinen: Das macht mich wahnsinnig!" Unfruchtbarkeit ist sehr schmerzlich für die Mädchen meiner Generation, die sich ein Kind wünschen. Ich sage „die Mädchen", weil es natürlich ihre Schuld ist, wenn es nicht klappen will: Im 21. Jahrhundert ist es mehr denn je die Sache der Frauen ... Man hat ihnen eingeredet, sie seien Göttinnen, aber jetzt sind sie für alles verantwortlich!

Ist Nina unberechenbar? Klar, aber was kann sie dafür? Sie war nicht diejenige, die mit einem Schild um den Hals auf die Straße gegangen ist „Ich entscheide, ob und wann ich ein Kind will!" Nina war keine Vorkämpferin für

Pille und Abtreibung. Sie ist einfach mit der Vorstellung aufgewachsen, wenn man will, dann klappt es auch. Die Vorherrschaft des Willens ist heute unangefochten, und es erscheint unpassend, darüber auch nur diskutieren zu wollen. Warum sollte man den Kinderwunsch unterdrücken, wenn es heute medizinische Möglichkeiten gibt oder sogar Leihmütter, die das eigene Kind austragen könnten? Künstliche Befruchtung und Leihmutterschaft erscheinen legitim, seit das Kind zur Entscheidung des Einzelnen geworden ist, und seitdem es die Entscheidung des Einzelnen ist, ist es Synonym für Glück: Wie sollte man das jemandem verwehren wollen?

„Ich entscheide, ob und wann ich ein Kind will!" Heute wird dieser Slogan von damals mithilfe der künstlichen Befruchtung und der Leihmutterschaft zur realen Möglichkeit. Ohne den Kampf der Frauenrechtlerinnen für die Pille und das Recht auf Abtreibung wäre eine ideologische Debatte um Leihmutterschaft überhaupt nicht denkbar. Sie haben einer liberalen Logik den Boden bereitet, die inzwischen außer Kontrolle geraten ist. Dazu musste erst der Körper vom Verstand losgelöst und Körperlichkeit insgesamt abgewertet werden, damit der freie Wille seine ganze Macht entfalten konnte. Reproduktion wurde auf niedrigste Instinkte reduziert, menschliche und spirituelle Erfahrung spielen keine Rolle mehr dabei. Sie hat ihre Heiligkeit verloren. Der Körper ist nur mehr eine äußere Hülle für die Persönlichkeit. In kleine Stücke zerteilt kann der Körper nun in Einzelteilen verliehen oder vermietet, gekauft oder verkauft werden, je nach Bedarf und Dienstleistung. Die Frauen gelangen so von der Reproduktion zu einer Art Produktion und unterliegen so dem Risiko der legalen, allgemeinen und institutionalisierten Ausbeutung. Der Erfolg dieser Art von fehlgeleitetem Feminismus richtet sich heute in erster Linie gegen die Frauen selbst: Der faszinierende Sieg des freien Willens lässt eine entmenschlichte Welt erkennen, in der der Wert eines Menschen nur noch von seiner Nützlichkeit abhängt.

Anmerkungen

Hargot führt in diesem Kapitel die Fragen fort, die sie bereits im vorangegangenen Kap. 6 über Verhütung begonnen hat. Weder Verhütung noch Abtreibung werden von ihr generell abgelehnt, aber beides wird in einen weiteren Kontext gestellt, als das allgemein üblich ist. Der Kreis der dabei aufgeworfenen Fragen wird um diejenigen Fragen erweitert, die sowohl von Jugendlichen gestellt als auch von der Philosophie für notwendig erachtet werden.

Letztlich geht es weder bei Verhütung noch bei Abtreibung ausschließlich um religiöse, moralische oder feministische Fragen, sondern um die Nebenwirkungen, wenn Sexualität und Fruchtbarkeit alles Selbstverständliche, alles Natürliche, aber auch alles Erhabene genommen wird. Dadurch werden Sexualität und Fruchtbarkeit nämlich planbar und damit der Sphäre der Vernunft und der Ökonomie zugeschrieben. Sexualität und Fruchtbarkeit werden außerdem voneinander getrennt und können dadurch besser „gemanagt" werden. Sie werden dadurch zu einem Projekt unter vielen anderen, die als Gesamtheit den rationalen Lebensplan ausmachen.

Was unter dem Banner der Befreiung begonnen hat, wird so erneut ganz engen Grenzen zugeordnet, die darüber entscheiden, ob ein Leben sinn- und wertvoll ist. Junge Menschen spüren dieses Dilemma noch, weil für sie alle damit verbundenen Gefühle neu und dadurch revolutionär sind. Erwachsene haben sich dagegen damit abgefunden und leiden nur noch im Verborgenen darunter, dass sich die unendlich erscheinenden Möglichkeiten der Lebensplanung mit fortschreitendem Alter zunehmend verringern.

Hargot plädiert dagegen dafür, dass wir uns nicht den Mund verbieten lassen sollen, sondern auf alle unsere Gefühle hören, wenn es um den Zusammenhang von Sexualität und Fruchtbarkeit geht. Die ökonomische Verwertbarkeit des Lebens ist ein strenger Zuchtmeister, der nur scheinbar ein Garant für Freiheit ist. Tatsächlich engt er unser Leben ein und lässt uns mit den Konsequenzen der Entscheidungen, die von der Gesellschaft für uns getroffen werden, alleine.

Zurück zu den Geschlechterstereotypen in Zeiten der Gleichheit

„Ja, ihr habt Recht, Leute, kein Kommentar! Wir haben allzu sehr dem Druck der Werbung nachgegeben. Aber tut nicht so schlau, ihr werdet schon noch selbst sehen, wie das ist, wenn ihr Kinder habt." Ein Bier in der einen Hand, eine Zigarette in der anderen, kommt sie den Kommentaren ihrer Freunde zuvor. Lucas, ihr 4-jähriger Sohn, stürmt als Spiderman verkleidet ins Wohnzimmer. „Attacke!", schreit sein Freund Tom und verfolgt ihn mit wehendem Mantel und mit einem Schwert bewaffnet. Die beiden Jungen rennen herum, schreien und kämpfen vor Aurélies Freunden, die dem fröhlichen Treiben amüsiert zuschauen. „Jetzt reicht's!" ruft Toms Vater, „jetzt aber ab in euer Zimmer, und lasst euch nicht so schnell wieder blicken", versucht er noch hinzuzufügen. Aber die Kinder springen weiter über die Sofas und drängeln sich zwischen die Gäste.

© Springer-Verlag GmbH Deutschland 2018
T. Hargot, *Sexuelle Freiheit aufgedeckt,*
DOI 10.1007/978-3-662-54767-0_9

Es ist 21 Uhr, Samstagabend. Die Eltern überlegen „Vielleicht sollten wir ihnen einen Film einlegen?" „Ja, ein Film, *Die Eiskönigin!* Oh, ja! Bitte!", rufen Juliette und Chloé, die beiden zwei Jahre älteren Schwestern der Jungen. In Vorfreude auf den Film setzen sie schon mal eine Krone mit falschen Edelsteinen auf den Kopf, die Arme voller ablösbarer Kinder-Tattoos, und kümmern sich nicht mehr um ihre Armbänder, die sie gerade so fleißig gebastelt hatten. „Nein! *Kung Fu Panda!* Wir wollen *Kung Fu Panda* schauen!", rufen jetzt die Jungs. Nach einem oder mehreren weiteren Glas Bier sind die Verhandlungen eigentlich schon längst verloren. Es hat keinen Zweck mehr, es noch mit einem „Ich bin hier der Chef" zu versuchen, sie haben gewonnen. Schließlich stellt man ihnen auf ihren Tablets die verschiedenen Filme an, ein Film für die Mädchen und einer für die Jungs, um endlich seine Ruhe zu haben.

Die unmögliche Aufgabe

Diese Szene entspricht in erschreckender Weise den Klischees und wirkt schon fast lächerlich. Vergib uns unsere Sünden, Simone de Beauvoir. Ihr hattet keine Kinder. Ihr konntet damals noch nicht verstehen, wie schwierig es ist, Kinder ohne stereotype Rollenbilder zu erziehen. Es ist nicht so, als hätten wir es nicht wirklich versucht! Wir haben Deine Bücher gelesen, lange bevor wir selbst Kinder hatten. Wir teilen Deine Ideen. Aber bei der praktischen Anwendung hapert es ein wenig.

Obwohl wir unseren Söhnen Puppen geschenkt haben und den Mädchen Autos, es hilft nichts: Die Kinder im Kindergarten finden Prinzessinnenkleider toll oder

Ritterverkleidungen, Paillettenkleidchen oder die hautengen Kostüme von Batman, Spiderman, Superman oder anderen „*Men*". Selbst wenn man kein Fernsehen hat, entkommt man all dem nicht. Simone, Du hast unsere Vorstellungen geprägt, aber wenn sie mit der Realität konfrontiert werden, vergehen sie wie der Rauch einer Zigarette (die zum Symbol aller Mütter wird, die ihre guten Vorsätze in der Erziehung über Bord geworfen haben): „Es ist mir egal. Es macht ihr solch einen Spaß, sich als Schneewittchen zu verkleiden."

Wir haben sogar Legos gekauft, die extra für Mädchen gemacht sind, damit sich ihre Abstraktionsfähigkeit und ihr räumliches Denken besser entwickeln können. Wir sind uns darüber im Klaren, dass sie das brauchen werden, um später einmal mit den Jungs bei den Ingenieurstudiengängen mithalten zu können. Trotz allem muss ich zugeben, Simone, dass ich mich manchmal frage, wenn ich vor der Auswahl an Yachten, Ponyhöfen oder Cocktailbars in hellgrün, rosa und weiß stehe, ob bei Lego Feministinnen am Werk sind oder ob das einfach ein toller Werbe-Schachzug ist? Ich neige eher zu der zweiten Variante und liege mit meiner Vermutung wahrscheinlich nicht falsch, dass bei den großen Spielzeugketten massive wirtschaftliche Interessen dahinter stehen, wenn sie die Spielsachen entsprechend den Rollenklischees produzieren: Rosa für die Mädchen, Blau für die Jungen und Grün für alle anderen.

Erzählen Sie mir nicht, diese Unternehmen seien konservativ. Sie haben einfach verstanden, dass sie auf diese Weise ihre Umsätze verzehnfachen können.

Als ich klein war, hatten wir eine große Kiste mit Legosteinen für die ganze Familie, und Jungen und Mädchen haben damit stundenlang gespielt. Da gab es keine Unterschiede, wir haben uns unsere Welt gemeinsam erbaut. Damit ist inzwischen Schluss. Das Spielzeug ist nicht mehr für ein gemeinsames Spiel von Jungen und Mädchen geeignet, dafür ist es zu sehr geschlechtstypisch. Mein Sohn hat seine eigenen Spielsachen, super aufwendig und technisch, die er baut und uns dann vorführt. „Mama, wenn ich das jetzt kaputt mache, kann ich es nie wieder zusammensetzen, weil zu viele Teile verloren gehen würden", erklärt er mir, um mich aufzumuntern, wenn ich die Sammlung all dieser Spielsachen anschaue, die unbenutzt im Regal stehen. Außerdem kostet das alles ein Vermögen! Diese geschlechtstypischen Spielsachen sind wirklich der Ruin für die Familien. Bei meiner Tochter sind alle diese Kleinteile in ihrem ganzen Zimmer verteilt. Erst nachts, wenn ich barfuß auf eines dieser kleinen Steinchen trete, das sich im Parkettfußboden verkeilt hat, erinnert es mich schmerzhaft an die Naivität meines feministischen Elans: „Scheiß auf räumliches Denken, hoch leben die Mädchen, die Hausfrau spielen!" Oh, Entschuldigung, morgen früh werde ich gleich wieder Feministin, versprochen.

Was wird es denn? Ein Mädchen oder ein Junge?
Soll ich noch eins drauf legen in Punkto Kleidung? Oder ist das nicht mehr nötig? Denn das ist viel besorgniserregender als die Verkleidungen und die Spielsachen, glauben Sie mir! Die Kleidung vom ältesten Sohn kann natürlich unmöglich von der jüngeren Tochter aufgetragen werden, noch nicht einmal die Schuhe, das geht gar nicht! Wenn

man heute nicht das Geschlecht seines Kindes vor der Geburt kennt, kann man ihm noch nicht einmal einen Strampler kaufen. Unmöglich! Aber von dem Augenblick an, wo beim Ultraschall im zweiten Drittel der Schwangerschaft das Geschlecht erkennbar wird, beginnt die ganze Maschinerie: von den Tapeten bis zur Farbe des Kinderwagens – alles richtet sich nach dem Geschlecht. Wenn ich Gleichstellungsbeauftragte des Landes wäre, würde ich es den Ärzten verbieten, den Eltern das Geschlecht vor der Geburt zu verraten, um diese unterschiedliche Behandlung von Jungen und Mädchen wenigstens einige wenige Wochen hinauszuzögern.

Es ist schon seltsam: Nach einem halben Jahrhundert hartem feministischem Kampf für die Gleichheit der Geschlechter und der Verteidigung der Tatsache, dass Frauen und Männer nicht fundamental unterschiedlich sind, ist das Bedürfnis zu zeigen, welches Geschlecht das Baby hat, noch nie so ausgeprägt gewesen wie heute! Einerseits wird heute nicht die kleinste Unterscheidung in männlich und weiblich geduldet, aber andererseits liegt uns angesichts einer schwangeren Frau nur eine Frage auf der Zunge: „Was wird es denn?" Bei dieser Frage nach dem „Was" wird unterstellt, dass eine Zugehörigkeit zur menschlichen Spezies noch nicht die Identität kennzeichnet. Man sagt „es wird ein Mädchen" oder „es wird ein Junge". Man sagt „ich weiß es noch nicht", wenn man es nicht wissen wollte, und es kommt die Rückfrage: „Ach so? Bist du nicht neugierig?" Ein Mädchen oder einen Jungen zu erziehen ist etwas völlig anderes, denken die Leute.

Paradox, oder? Fast würde ich sagen, das ist ein bisschen schizophren, finden Sie nicht? Was denken wir uns eigentlich, wenn wir einerseits jegliche Geschlechterunterscheidung weit von uns weisen, ihr aber andererseits ständig Nahrung geben? Erliegen wir etwa doch den äußeren ökonomischen Zwängen, die uns zum Konsum anstacheln – all unseren Prinzipien zum Trotz? Die Amerikaner sind schuld, ganz klar! Sind wir zur Zielscheibe einer reaktionär-naturalistischen Verschwörung geworden, die uns mithilfe der Werbung dazu zwingt, die stereotypen Geschlechterrollen fortzuschreiben, die unsere griechisch-jüdisch-christliche Kultur geprägt haben? Oder liegt es womöglich an der Diskrepanz zwischen den feministischen Idealen und der Realität, die einen Dammbruch verursacht hat, sodass Kapitalismus und naturalistische Denkweisen wieder in unserer Welt Einzug halten konnten? Haben die feministischen Ideen zu diesem derartigen Realitätsverlust geführt? Schauen wir uns die verschiedenen Punkte einzeln an, um ihren Zweck zu verstehen.

Sag Papa, hast Du mich lieb?
Trägt die Mama etwa Paillettenkleider? Nein, die Frauen von heute tragen …? Sie tragen …? Klar, sie tragen Jeans! „Na, geh schon und zieh dir eine Hose an. Was? Ich hab neulich Abend eins angehabt? Aber, das ist doch was ganz anderes, mein Schatz. Da bin ich ausgegangen, äh, zu einem Fest, einem großen Ball! Eines Tages gehst du auch mit deinen Freundinnen auf einen Ball. Aber jetzt wollen wir zum Supermarkt, also geh dich jetzt bitte umziehen", sagt die junge, genervte Mutter so nett und freundlich sie kann zu der kleinen Prinzessin vor ihr.

Was erwartet das 5-jährige Mädchen, wenn sie mit ihrem quietschrosa Kleidchen im Wohnzimmer herumspringt?

Haben die Eltern sich das einmal gefragt? Hinter diesem lächerlichen Aufzug steckt eine einzige Sache – übrigens dieselbe wie bei der Mutter, die sich zum Ausgehen hübsch macht. Sie möchte gesehen werden. Gesehen werden von wem? Sie möchte vom Mann ihres Lebens gesehen werden oder vom Vater oder von demjenigen, der symbolisch diesen Platz einnimmt. Er soll sie wahrnehmen. Die Worte des Vaters klingen anders, weil er ein anderes Universum verkörpert und das Kind aus der symbiotischen Mutter-Kind-Bindung herauslöst. Sie möchte, dass er die Augen von seinem Laptop löst und ihr sagt: „Wie hübsch du bist, meine Prinzessin! Eines Tages wirst du Königin, und die Prinzen der umliegenden Reiche werden kommen, und sie werden viele Gefahren überwinden, um dich zu erobern!" Psychologisch ausgedrückt bedeutet das: Du bist einzigartig, du wirst gesellschaftliche Verantwortung übernehmen, du bist es wert, dass man um dich kämpft, du bist es wert, so geliebt zu werden, wie du bist. Hinter der Verkleidung steckt etwas ganz Wesentliches: die Bestätigung der Identität.

Anstatt auf diese Frage zu antworten, reagieren die Papas verlegen auf diese Aufmachung und finden vor ihren Freunden Ausflüchte. Aber wenn Juliette, Chloé und ihre Prinzessinnenverkleidung keine Antwort bekommen, bleibt die Frage bestehen: Bin ich liebenswert? Wenn sie größer werden, suchen sie wahrscheinlich anderweitig nach einer Antwort und setzen sich den Blicken anderer Männer aus, indem sie sich ins Rampenlicht stellen. Womöglich bleiben sie in diesem Stadium ihrer sozial-emotionalen Entwicklung stecken. Inzwischen verhalten sich viele, sogar sehr viele Mädchen so und laufen wie kleine Lolitas auf den Pausenhöfen herum. Dabei vergöttern sie ihre Starletts wie Violetta oder Hannah Montana, Verkörperungen dieser unbezwingbaren Sehnsucht danach, angesehen zu werden und sich ins Rampenlicht zu stellen auf der Suche nach einer Antwort auf die existenzielle Frage, die sie umtreibt: Bin ich eine liebenswerte Frau?

Während der Adoleszenz geht es genauso weiter, und die Frage wird immer drängender. In diesem Alter ist es nicht mehr der Vater, sondern es sind die gleichaltrigen Jungen, von denen sie die Antwort erhoffen, indem sie sich verführerisch geben und eine romantische Beziehung eingehen. In der Kindheit ist Ausleben der Geschlechterstereotypen Ausdruck einer existenziellen Frage. Aber wenn sie älter werden, schaffen es die jungen Mädchen nicht mehr, sich von den Stereotypen zu befreien. Dabei hätte es nur einer einfachen Antwort bedurft, um ihnen Sicherheit zu geben. Aber viele Väter glänzen durch Abwesenheit, auch wenn sie physisch anwesend sind. Danke, Papa!

Auf der Suche nach Bestätigung

Für Lucas und Tom, die sich an diesem Abend als Spiderman und Ritter verkleidet hatten, gilt das Gleiche. Aber der Vater hat sie in ihr Zimmer geschickt, ohne nach dem Grund zu fragen, warum die Jungen bewaffnet vor den Gästen aufgetaucht sind, ohne ihr Spiel mitzuspielen und sie herauszufordern, ohne sie für ihren Mut und ihre Tapferkeit zu beglückwünschen, ohne zu sagen: „Wow, was seid ihr so stark! Jetzt weiß ich, wen ich rufen muss, um mir zu helfen, die Welt vor den Bösen zu retten!" Psychologisch formuliert: Wir brauchen dich, du bist in der Lage,

Schwächere zu beschützen, du bist ein toller Kerl, du bist es wert, geliebt zu werden, so wie du bist.

Ich habe auch einen kleinen Spiderman zu Hause. Eigentlich ist er eher ein Ritter, obwohl er sich manchmal Feenflügel an seinen Rücken klebt, alles Fundstücke aus unserer Familien-Verkleidungskiste (Legos kann man nicht einfach tauschen, aber Verkleidung geht gerade noch – zum Glück). Seine Beteiligung an den Familiengesprächen beschränkt sich auf wenige Ausrufe: „Ich bin der Stärkste!", „Ich gewinne!", „Ich verhaue die Bösen!", „Mein Papa ist der Stärkste!" und „Wir sind richtige Kerle!", wobei er seinen großen Bruder an der Schulter fasst. Mit seinen 3 Jahren ist er der Typ, der in sein Zimmer geht, ein zweites Schwert holt und es seinem Vater zuwirft mit dem Ruf „Attacke!" zur größten Freude unserer Nachbarn. Wo kommt eigentlich dieser Mini-Macho her?

Sollte ich mich darüber ärgern, dass er nicht sagt, seine Mutter wäre die Stärkste? Sollte es mich beunruhigen, dass er Männlichkeit mit körperlicher Stärke gleichsetzt? Ist das die natürliche Bestätigung, dass Frauen das schwache Geschlecht sind, denn Kindermund tut Wahrheit kund? Haben wir etwa trotz aller Anstrengungen, die wir weiß Gott als modernes Paar unternehmen, womöglich unseren Kindern stereotype Rollenbilder vermittelt? Oder will er einfach nur seinem Papa schmeicheln? All diese Überlegungen sind Projektionen von Erwachsenen auf diese Spiele der Kinder. Mein Sohn sucht Selbstbestätigung. Damit die Antwort, die er von seinem Vater erhofft, nein, eigentlich provoziert, in seinen Augen auch wertvoll ist, muss der Vater der Stärkste sein. Er braucht die Bestätigung seiner Identität von einem Menschen, den er als

Autorität empfindet. Er hat nicht seinen großen Bruder gefragt, er will das von seinem Vater hören, dem Mann in seinem Leben, seit er auf die Welt kam.

Diese Phase währt allerdings nicht lange, denn wenn die Kinder größer werden, betrachten sie ihre Eltern mit anderen Augen. Trotz aller Beteuerungen vonseiten der Mutter, deren Liebe ihm diese Illusion belässt, ist der Papa in Wirklichkeit nicht immer der Stärkste. Also muss er seine Selbstbestätigung an anderer Stelle suchen. Übrigens ist es interessant, dass dieses Bedürfnis und die Antwort darauf in den christlichen Kirchen in der Feier der „Konfirmation" bzw. „Firmung" aufgenommen wird, was das lateinische Wort für „Bestätigung" ist. Es gibt dort also genau solch einen Initiationsritus, durch den die jungen Menschen in ihrer christlichen Identität bestätigt werden. Bei den Juden gibt es die Bar Mitzwa, bei der auch die Fähigkeit gefeiert wird, dass der Jugendliche die Gebote befolgen kann. Kurz gesagt: Als sie klein waren, haben sie ihren irdischen Vater provoziert, bis er ihnen die gewünschte Bestätigung gegeben hat, nun wenden sie sich stattdessen an Gott.

Der nette Junge oder der Macho
Man kann sagen, mein Sohn ist ein richtiger kleiner Junge. Ich sage das so, weil man heutzutage so die Kinder bezeichnet, die Wettkämpfe lieben, sich auch mal prügeln oder bereit sind, Risiken in Kauf zu nehmen. Etwas schwieriger wird es, wenn der Kleine schon die Frauen liebt, die hübschen Frauen und sie schon mal heftig abküsst. Man muss dazu wissen, dass die Idee eines „echten Kerls" etwas völlig anderes ist als unsere

ultrafeminisierte Gesellschaft, wo Fähigkeiten, die traditionell den Frauen zugeschrieben werden (zu Unrecht, wie ich finde), in unserer Kindererziehung vorherrschend sind, wie zärtlich, kompromissfähig, vermittelnd oder kooperativ zu sein. Man muss sich ordentlich auf sein Stühlchen setzen und der Erzieherin zuhören!

Man sagt „er ist aber ausgelassen" und „ich kann nicht mehr", wenn es um einen Jungen geht, der vor Energie und Kraft nur so strotzt. Spielkonsolen sind zum unerlässlichen Mittel geworden, um diese Jungen ruhigzustellen. Die Mode geht zum „netten Jungen", nicht zum „echten Jungen". Der nette Junge möchte gefallen und verhält sich entsprechend den Erwartungen. Er macht alles richtig und so, wie es sich gehört. Er wendet keine Gewalt an und respektiert die anderen. Es ist schön, nett zu sein. Aber ein Traummann ist das nicht. Der Macho verkörpert das absolute Böse. Vielleicht auch, und vielleicht gar nicht so selten, das absolut Männliche! Aber das ist ein Geheimnis.

Das galt allerdings nur so lange, bis hundert Millionen Frauen der westlichen Welt sich über ein Buch erregt haben, in dem ein hübscher Milliardär mit einer naiven jungen Studentin Sex hat und sie dazu auspeitscht. *Fifty Shades of Grey* hat die postmodernen Frauen verraten. Diejenigen, die aus ihrem Mann und ihrem Sohn „nette Jungs" machen, fühlen sich erregt durch wen? Einen „*bad boy*", einen Egoisten, unausstehlich, völlig von sich selbst überzeugt, gewalttätig, aber immerhin muskulös! Die Männer erzählen mir vertraulich in meiner Praxis, dass sie überwiegend Pornos anschauen, in denen Frauen dominiert und erniedrigt werden, Bilder, die Kraft, Stärke und Macht der Männer gegenüber den Frauen bezeugen.

Pornos für Frauen und für Männer sind zum Ventil für den unterdrückten Wunsch geworden, zu dominieren und dominiert zu werden.

Das ist leicht verständlich in einer Gesellschaft, in der Geschlechtervielfalt und ihre Gleichstellung die Beziehungen destabilisieren und das „schwache Geschlecht" in das Starke verkehrt wird. Je mehr der Mann sich in seiner Männlichkeit bedroht fühlt, je weniger er Raum bekommt, um seine Männlichkeit auszudrücken, umso mehr versucht er, seine Überlegenheit gegenüber Frauen durch gewalttätige und erniedrigende Sexualität zu zeigen. So gibt sich manch netter Junge, aufmerksamer Partner und perfekter Ehemann einem sexuellen Vergnügen hin, das im kompletten Gegensatz steht zu dem Verhalten, das man von ihm erwartet und zu dem Antimacho, der er vorgibt zu sein.

Hinter der Maske der befreiten Frau und des modernen Mannes tauchen im Intimleben plötzlich Vorstellungen von Männlichkeit (stark und mächtig) und von Weiblichkeit (untergeben und willig) auf, die in der Gesellschaft verpönt sind. Die Begeisterung für solche Praktiken, in denen ein tyrannischer Mann und eine gefesselte Frau die Hauptrollen spielen, ist so groß, weil sie der Ausdruck von Rache dafür ist, dass die Frauen scheinbar den Sieg im Kampf um die Macht davongetragen haben. Anders gesagt, ist dieser Anstieg der Gewalt der Ausdruck einer grundlegenden Krise der Machtverteilung zwischen Männern und Frauen, denn durch die sexuelle Befreiung ist das Kräfteverhältnis zwischen beiden destabilisiert worden. Die vertikale und hierarchische Beziehung zwischen Mann und Frau ist durch eine Gleichheit der Individuen ersetzt worden. Die Frauen haben ihre Lage der Untergebenen aufgegeben und sich ein Recht nach dem anderen erkämpft: das Recht auf Arbeit, das Recht auf ein eigenes Bankkonto, das Recht auf die eigene Entscheidung über den Körper (mithilfe von Verhütung und Abtreibung) usw. Diese Befreiung war nötig, um sich aus dem unmündigen Zustand zu befreien, in dem manche Männer ihre Frauen gehalten haben. Aber ein egalitaristischer Feminismus, der bei der Beziehung zwischen Mann und Frau in Begriffen wie „Machtverteilung" und „Kampf" denkt, demonstriert die Stärke der Frauen und hat damit die Gewalt angestachelt. Frauen und Männer sind so gegeneinander aufgebracht worden.

Als Mann von heute kann man leicht die Orientierung verlieren! Gibt es zwischen dem „netten Jungen" und dem „Macho" keine anderen Möglichkeiten?

Wenn sich stereotype Rollenbilder während bestimmter Phasen der psycho-emotionalen Entwicklung bei Kindern verfestigen, kann es passieren, dass die Persönlichkeit darin gefangen bleibt. Es kann zu Herabwürdigung und Entfremdung der Persönlichkeit führen, wenn man es nicht schafft, sich später davon zu lösen. Wenn man aber bei jungen Kindern die Rollenbilder zerstört und sie negiert, kann es bei Erwachsenen zu einer ständigen Suche nach Bestätigung der eigenen Identität kommen, die dann aber nicht mehr ausgelebt und nicht mehr gehört werden kann und auf die dann keine Antwort mehr gefunden wird. Wir brauchen solche Rollenbilder, um sie später abzuwerfen und um das zu werden, was wir sind.

Die Stereotypen: Zeit des Großreinemachens!
Als ich klein war, habe ich immer Hausfrau gespielt, das war mein Lebensziel. *Mary Poppins* war mein großes Vorbild: Dieser Film hat meine Kindheit geprägt. Mit einem Fingerschnipsen schafft sie es, Ordnung und Freude in ein Haus zu bringen! Inzwischen habe ich ein längeres Hochschulstudium absolviert und kriege jedes Mal fast die Krätze, wenn ich an Putzwagen vorbeigehe, die unter der Rubrik „Kinder-Rollenspiele" für Kindergartenkinder verkauft werden. Ich habe daher die Hoffnung, dass meine Tochter nicht unbedingt eine Pocahontas wird, die sie jetzt so verehrt. Ich finde diese Heldin übrigens auch toll, es ist sogar meine Lieblings-Disney-Heldin. Allerdings frage ich mich, ob meine Tochter sie nicht unbewusst ausgewählt hat, um mir zu gefallen oder um ihrem Vater zu gefallen, dem ich gefalle … Gut, ich will damit sagen, was die Kinder im Kindergarten spielen, muss nicht unbedingt bestimmend sein für ihre berufliche Zukunft. Diese Rollenspiele, in denen traditionelle Rollenbilder von Mann und Frau nachgespielt werden, sind nur Ausdrucksformen, das heißt, sie erlauben es dem Kind, seine Ängste auszudrücken, um so Antworten auf grundlegende Fragen zu bekommen.

Es gibt eine Art von Geschichten, die besonders unerträglich ist: „Mama ist in der Küche, und Papa sitzt vor dem Fernseher." Das hat überhaupt keinen Nutzen für die sozio-emotionale Entwicklung. Wir brauchen ein Großreinemachen! Wir müssen nicht alles hinauskehren, aber aussortieren. Und da, es tut mir leid, spricht wieder die Mutter aus mir: Wenn man ein Kinderzimmer aufräumt, muss man sich schon auf den Boden knien und jedes

Spielzeug und jedes Buch einzeln ansehen, um zu entscheiden, ob es in den Mülleimer gehört. Man wirft nicht einfach alles komplett weg, auch wenn das viel einfacher wäre. Man findet Sachen, die kaputt sind oder nicht mehr in und unbenutzt, manches ist schmutzig, und bei jeder einzelnen muss man entscheiden, wie damit verfahren werden soll. Manche dieser Dinge erscheinen uns Erwachsenen ein bisschen dumm. Man würde sie gerne fortwerfen, aber die Kinder weigern sich, vielleicht lieben sie sie. Dann gibt es Bücher, die Erinnerungen in uns wecken, und auch wenn man die Geschichten von *Goldköpfchen, Trotzkopf* und *Pucki* nicht unbedingt literarisch wertvoll findet, können sie durchaus ihren berechtigten Platz in einem Kinderzimmer haben.

Während der Adoleszenz tauchen die Rollenbilder wieder auf, und auch aus demselben Grund: die Suche nach Selbstbestätigung. Ärgerlich ist es allerdings, wenn Erwachsene Stereotype vorbringen: „Mädchen eignen sich besonders für einen Beruf im Pflegebereich" und „Männer sollten die Regierung unseres Landes übernehmen" oder „Mädchen sind einfach romantischer", „Jungs denken immer nur an Sex". Wenn man sich bei den 14- bis 16-Jährigen unbeliebt machen will, ist das der beste Weg. Sie ertragen es nicht, wenn man ihnen vorgefertigte Denkmuster überstülpen will, zu Recht! Sie selbst können solche Denkmuster allerdings sehr wohl benutzen, ohne das unpassend zu finden.

Ein Beispiel: Ich bitte meine Schüler, spontan ein Wort aufzuschreiben, das ihnen zu „Liebe" einfällt, das ich an die Tafel geschrieben habe. Die Mädchen schreiben auf einen orangen Zettel, die Jungen auf einen gelben, die sie dann auf die Tafel dazu kleben sollen. Das Resultat ist frappierend: Die Assoziationen entsprechen perfekt den Klischeevorstellungen von Jungen und Mädchen über die Liebe. Interessant wird es, wenn sie danach darüber sprechen: Warum haben Mädchen und Jungen nicht dasselbe geschrieben? Wenn man sie einfach danach gefragt hätte, wären sie auch ins Nachdenken gekommen. Anstatt ihnen aber die Arbeit abzunehmen, erscheint es geschickter, sie machen sich zunächst selbst Gedanken, über die dann gesprochen wird. Wenn sie dann selbst diese Denkmuster erkennen, kann man ihnen helfen, sie zu überwinden. Denn diese vorgefertigten Schemata behindern uns in unserer Fähigkeit, unsere Gefühle wahrzunehmen und auszudrücken, und behindern uns in unserer Selbstentfaltung.

Bei den Gedanken über die schönen Ideen zur Gleichberechtigung zwischen Männern und Frauen sind wir auf die Ideologie des Egalitarismus gestoßen. Es sind große Anstrengungen unternommen worden, damit bei der Erziehung von Jungen und Mädchen überhaupt keine Unterschiede mehr gemacht werden, und man hegte die Hoffnung, Gesellschaft und Erziehung könnten die Kinder aus der Einengung durch diese festgelegten Rollen befreien. Inzwischen ist es allerdings so weit gekommen, dass diese Anstrengungen und diese Vorgaben selbst einengend wirken. Sie haben sogar eher das Gegenteil erreicht: Die Jugendlichen sind verunsichert. Nie waren sie ihrer Karikatur ähnlicher. In einer Zeit, in der die Genderfrage so heftig diskutiert wird, betrachten Feministinnen besorgt das Fortbestehen der Stereotypen in den Pausenhöfen, und die Eltern sind verunsichert durch die gesellschaftlichen Veränderungen und deren Auswirkungen auf die Zukunft ihrer Kinder. Je mehr die Feministinnen für eine geschlechtsneutrale Erziehung kämpfen, umso mehr kleiden die Eltern ihre Kinder von Kopf bis Fuß wie ein Püppchen oder wie einen „richtigen Jungen", damit Klarheit herrscht. Je mehr man Jungen verbietet, ihre Kraft und Energie auszuleben, umso stärker toben sie sich virtuell aus. Wenn kleine Mädchen unter dem Vorwand, man möchte sie ja nicht auf die Prinzessinnen-Rolle festlegen, keine Komplimente bekommen, werden sie später umso stärker versuchen, sich ins Rampenlicht zu stellen, und sein wollen wie Barbie, die von den Männern geliebt wird. Wie wäre es denn, wenn man einfach Kindern und Jugendlichen die Möglichkeit geben würde, ihre Ängste dann herauszulassen, wenn sie hochkommen, also in bestimmten Phasen ihrer Entwicklung, damit sie dann überwunden werden können?

Seit einigen Jahren biete ich etwa hundert Mädchen aus der 10. Klasse eines angesehenen Pariser Lycée ein 4-tägiges Seminar außerhalb der Stadt an. Auf dem Programm stehen Workshops, in denen es um Selbstachtung, Selbstvertrauen und Selbstwertgefühl geht. Die Jungen haben ein eigenes Seminar mit einem Programm, das auf ihre Bedürfnisse eingeht. Mit 15 beschäftigt die Mädchen vor allem eine Frage: Bin ich hübsch? Da taucht wieder die kleine 4-jährige Prinzessin auf. Aber wir sollten diese Frage nicht verurteilen, sondern wir sollten helfen, dass die Mädchen eine angemessene Antwort darauf finden und aus dieser narzisstischen Selbstschau herauskommen, damit sie sich der Welt öffnen und ihren Platz darin einnehmen können. Es geht darum, ihren Sorgen und Nöten zuzuhören, sie nicht zu verurteilen, sondern sie zu begleiten, damit sie fähig werden, die entfremdenden Stereotypen zu überwinden und hinter sich zu lassen. Wenn sie einmal eine Antwort auf ihre Fragen gefunden haben, brauchen sie sie sich nicht mehr zu stellen. Das ist eine erfolgreiche Strategie.

> **Anmerkungen**
>
> In einer (westlichen) Welt, in der jeder alles hat, ist die einzige Möglichkeit, weiter den Konsum anzukurbeln und der Wirtschaft zu Wachstum zu verhelfen, die Diversifikation, d. h., die Suggerierung, dass jeder ein einmaliges, unverwechselbares Individuum ist, eine *precious snowflake*, wie es die amerikanische Pädagogik genannt hat, die selbstverständlich auch einmalige und unverwechselbare Konsumbedürfnisse hat. Vorbei sind die Zeiten, in denen es reichte, einer „Schicht" anzugehören, heute ist es die wichtigste Pflicht, ein individuelles Konsumprofil zu entwickeln.
>
> Auch hier deutet Hargot zielsicher auf das philosophische Dilemma, dass wir alle progressive Feministinnen sein wollen, aber gleichzeitig und zuallererst pragmatische Individuen. Der Feminismus zog aus, um die Frauen von der Herrschaft der Männer zu befreien, hat aber dank der unglaublichen Adaptionsfähigkeit des Marktes dazu geführt, dass wir zuallererst der Selbstverwirklichung huldigen, indem wir das, was wir für unseren Stil halten, fortentwickeln.
>
> Längst hat sich deshalb der Feminismus zu den Gender Studies emanzipiert, die vorgeben, alles und jeden aus der Dominanz des Patriarchats und der Heteronormativität befreien zu wollen und zu können, und gleichzeitig hat die Wirtschaft erkannt, dass es gerade das Bedürfnis nach völlig freier Selbstverwirklichung ist, die den Bedarf an geschlechtstypischen Produkten antreibt. (Es muss betont werden, dass es – bis auf einige für die Fortpflanzung unabdingbaren Merkmale – keine

geschlechts „spezifischen" Unterschiede gibt, sondern nur statistisch unterschiedlich verteilte geschlechts „typische" Unterschiede, die unabhängig vom biologischen Geschlecht auftreten. Dass sie unterschiedlich häufig auftreten, hat mit unserer Stammesgeschichte, den Lebensbedingungen in den Anfängen der Menschheitsgeschichte und der sexuellen Selektion über Jahrhunderte hinweg zu tun. Wäre z. B. Fürsorglichkeit ein geschlechtsspezifisches weibliches Merkmal, gäbe es keine fürsorglichen Männer. Und wenn naturwissenschaftliches Denken geschlechtsspezifisch für Männer wäre, hätte es keine Madame Curie gegeben.) Je größer die Verunsicherung durch das Infragestellen herkömmlicher Einteilungen einerseits, desto stärker das Bedürfnis nach Bestätigung durch Konsum andererseits.

Profiteure dieser Entwicklung sind beide, Geschlechterstudien wie verkaufendes Gewerbe, denn sie sind gegenseitige Stichwortgeber und erzeugen jene Art von Verunsicherung, die anfällig macht für simple Heilsversprechen. Je grotesker die Aufteilung der Konsumwelt in Jungen, Mädchen und zunehmend auch Transgender wird, desto massiver die Forderung nach neuen Lehrstühlen für Gender-Wissenschaftlerinnen, die dieses Phänomen kritisieren. So profitieren beide Seiten von der Schaffung eines Feindbildes, das Gefühl und Intuition ersetzt und uns auffordert, immer und überall Farbe zu bekennen, sei es nun Rosa für die Mädchen und Blau für Jungen oder der Regenbogen für uns alle, die wir glauben, über dieser simplen Vereinfachung zu stehen.

Echte Individualität dagegen entsteht nicht einfach von selbst und kann weder in Hörsälen aus der Retorte gelehrt noch bei Toys „R" Us gekauft werden. Sie ist vielmehr Produkt fortwährender Individuation, wie C. G. Jung den Prozess der Entwicklung hin zu einem Selbst-Bewusstsein genannt hat. Zugrunde liegt diesem Prozess in jedem Fall das Bewusstsein der geschlechtlichen Zugehörigkeit ebenso wie der geschlechtlichen Identität, die sich nur entwickeln kann, wenn es starke Vorbilder gibt. An ihnen hapert es allerdings, weil sich die Väter aus der Verantwortung stehlen und sich mit der Rolle des wirtschaftlichen Zulieferers zufriedengeben, während der öffentliche Erziehungsmarkt auch in Deutschland von der Krippe bis zum Abitur fest in weiblicher Hand ist. Auch wenn es vieles einfacher machen würde: Lernen funktioniert nur über Nachahmung, reines Kopflernen ist ebenso substanzlos wie Konsum hirn- und herzlos.

Papa ist mein bester Freund – Papa ist nie da

„Auf meinem Schreibtisch lag ein Kondom, das mein Vater mir dort hingelegt hat. Das war meine ganze Aufklärung. Ich war 15." Es geht doch nichts über eine solche Geste, um einen Jugendlichen in seiner Pubertät zu begleiten. Welche Zukunftsperspektiven eröffnet ein solches Gummi! Jérôme, der zu mir in die Praxis gekommen war, schnürt es bei dem Gedanken daran noch immer die Kehle zu: „An dem Tag habe ich nur in meinem Zimmer gesessen und geweint. War das alles, was er mir zu sagen hatte?" Vermeintlich rücksichtsvoll wollte der Vater sich nicht in die Privatsphäre seines Sohnes einmischen. Sein Vater hat ihn mit diesem Hinweis alleingelassen. „Ein Mann sein", das bedeutet also Sex zu haben? „Ein Mann sein" bedeutet, sich vor anderen zu schützen? „Ein Mann sein" bedeutet, alles richtig und mit Vorsicht zu machen? „Ein Mann sein" bedeutet, das, was man geben wollte, in einem kleinen Reservoir aufzufangen und dann wegzuwerfen? Dieser Übergang vom Kind zum Mann war für Jérôme wirklich nicht so, wie es in der Geschichte *Der König der Löwen* gezeigt wird. Es hat keinen Kampf gegeben, es musste keine Herausforderung angenommen werden. Es gab nur die kurze Nachricht seiner Eltern „Schütze dich".

Trotzdem habe ich Jérôme gefragt, denn man kann ja nie wissen: „Wann hat denn Ihr Vater zu Ihnen gesagt: Mein Sohn, du bist jetzt ein Mann. Ich bin stolz auf dich?" Ich wollte sicher sein, ob er ihm nicht wenigstens einige wenige Worte mit ins Leben gegeben hat. „Er hat nie etwas gesagt! Ich denke, irgendwie wird er schon stolz auf mich sein. Aber, wissen Sie, mein Vater ist kein Mann großer Worte: Er spricht nicht aus, was er fühlt oder für wen er etwas fühlt." Kein Wunder, dass Jérôme Mühe hat, sich beruflich weiterzuentwickeln, von seinem Privatleben ganz zu schweigen, obwohl er schon 28 ist. Die Fragen „Wer bin ich?", „Wohin geht mein Weg?" und „Was ist der Sinn meines Lebens?" konnte ein Stück Latex nicht beantworten. Das Gespräch mit dem Vater hat gefehlt.

Papa, der Kumpel – Mama und die Pille
Für Jean ist es gerade anders herum: Sein Vater hat zu viel darüber geredet. Eigentlich hat er vor allem über sich selbst geredet. „Ganz ehrlich, Papa, hör auf, mir die ganze Zeit deine Bettgeschichten zu erzählen. Ich will nicht hören, was du mit Mama machst. Ich will nicht hören, was du vorher gemacht hast. Lass mich endlich damit in Ruhe!" Das hätte Jean ihm schon einige Male am liebsten gesagt, aber er hat sie nie getraut. Ich war nicht überrascht

zu hören, dass in der Familie seines Vaters ebensolches Schweigen geherrscht hatte wie in der Familie von Jérôme, allerdings ohne das Willkommensgeschenk in der Welt der Erwachsenen: das Präservativ. In seiner Familie war Sexualität kein Thema. Man sprach nicht darüber. Daher konnte er unmöglich nach demselben Schema leben und hat sich dafür entschieden: „Bei uns gibt es keine Tabus!" Er ist nicht der Einzige, dem es so geht. Viele Alt-68er verhalten sich so – sehr zum Ärger ihrer Kinder.

Diese verbalen Ergüsse über das eigene Sexualleben im Rahmen der Familie können fast inzestuösen Charakter annehmen. Dieses „Sich-Ausschütten", dieses Bedürfnis, davon zu erzählen, ja, sich damit zu brüsten, ist eine große Versuchung für den Vater, der meint, damit zum Kumpel oder zum Vertrauten für seinen Sohn werden zu können. Tatsächlich bedeutet „Vater sein", gemeinsam mit der Mutter eine gewisse Distanz zu wahren, denn man bleibt ein Paar. „Vater sein" bedeutet, den eigenen Tod vor Augen zu haben. Der Altersunterschied ist hier offensichtlich. Aber was bedeutet „Vater sein", wenn man nicht weiß, was es bedeutet „ein Mann zu sein"? Wie kann man diese Distanz akzeptieren, wenn man selbst noch auf der Suche nach Bestätigung ist?

Bei den Mädchen gibt es das natürlich genauso: „Madame Hargot, könnte ich Sie bitte mal alleine sprechen? Es geht um meine Mutter", fragte mich neulich Oriane nach meinem Unterricht in ihrer Klasse. „Sie möchte unbedingt, dass ich zum Frauenarzt gehe und mir die Pille verschreiben lasse. Ich will aber gar nicht. Ich bin 16, und ich habe überhaupt keine Lust, mir darüber Gedanken zu machen." Ich versuche zu verstehen, warum Orianes Mutter ihr solchen Druck macht. Wie sieht es denn aus mit Orianes Liebesleben? „Sie ist davon überzeugt, dass ich mit meinem Freund schlafe. Er ist zwei Jahre älter als ich. Sie sagt ständig, die Jungs denken nur ans Eine, und bestimmt will er bald was von mir. Aber das glaube ich nicht. Jedenfalls ist das im Moment kein Thema zwischen uns."

Was haben diese Mütter nur alle, dass sie ihren Töchtern die Pille verschreiben lassen wollen? „Meine Mutter hat nie mit mir darüber geredet. Ich musste mich ganz alleine damit herumschlagen. Ich will nicht, dass es meiner Tochter genauso geht", so die logische Erklärung von Orianes Mutter und vielen anderen. Liebe Mütter, glauben Sie mir, wenn Ihre Töchter alt genug sind, um mit einem Jungen Sex zu haben, dann werden sie schon wissen, wohin sie gehen müssen, um sich die Wunder-Pille ganz alleine zu besorgen, die sie vor allen Gefahren bewahren wird (naja, vielleicht nicht vor allen, nur davor, dass sie ein Baby bekommen, aber ansonsten …). Besser, Sie geben ihr die Telefonnummer eines Arztes. Sie können ja vorher dort anrufen und ihn über Vorerkrankungen in der Familie und Medikamenteneinnahme Ihrer Tochter informieren. Und damit basta!

Durcheinander der Rollen
Auf der einen Seite erscheint die Besorgnis der Mutter berechtigt. Eine Mutter, die ihre Tochter auf dem Weg zur Frau begleiten möchte, das ist wirklich schön. Andererseits erscheint dieser Wunsch, das Mädchen soll die Pille nehmen, durchaus fragwürdig … Hat sie womöglich mehr Sorge, zu früh Großmutter zu werden, als um

die Gesundheit der Tochter? Indem sie fürsorglich um das Wohl ihrer Tochter besorgt ist und alles tut, um ihr nah zu sein, zeigt das nicht vielmehr die Befürchtung, das Mädchen könnte ihrer Kontrolle entgleiten? Was bezweckt sie eigentlich mit dem Wunsch, ihre Tochter solle die Pille nehmen? Ist es wirklich ihr Anliegen, ihre Tochter auf dem Weg zur Frau zu begleiten, oder wünscht sie sich im Grunde, sie hätte so mit ihrer eigenen Mutter sprechen können?

Dann gibt es natürlich auch die Mädchen, die sich bei mir darüber beklagen, dass ihre Mütter alles über ihr Liebes- und Sexualleben wissen wollen! „Ich ertrage es nicht mehr, wenn sie in mein Zimmer kommt und sich auf mein Bett setzt. Ich weiß, warum sie da ist und was sie wissen will!", erklärt mir Caroline. „Hast du eigentlich einen Freund? Du weißt, dass du mir alles sagen kannst!" Das ist der Klassiker: „Also ich, in deinem Alter ...", und dann fängt sie an, aus ihrem Leben zu erzählen und vertraut ihrer Tochter frühere oder derzeitige Liebschaften an. Caroline will das gar nicht hören, aber sie traut sich nicht, ihr das zu sagen. Ihre Mutter ist seit einigen Jahren alleinerziehend. Ihr Vater hat sie für eine andere Frau verlassen. Die Trauer der Mutter verhindert, dass Caroline sie wegschickt. Wer sollte sie sonst trösten? „Sie hat doch sonst keinen. Sie hat nur mich." Also hört sie ihr zu, sehr oft. Und ihre Mutter hat das Gefühl, eine gute Mutter zu sein, modern und aufgeschlossen, weil sie mit ihrer Tochter über Sex spricht.

Man muss keine alleinerziehende Mutter sein, um in diese Falle zu tappen. Gar nicht wenige verheiratete Frauen fühlen sich furchtbar einsam, obwohl sie einen

Mann haben, und suchen bei ihren Kindern die tröstliche Nähe, die ihnen in ihrer Ehe fehlt. Offen mit der Tochter zu reden, das ist schick. Nur sollte das kein Grund sein, um aus seinem Kind einen Fall für die Psychiatrie zu machen.

Das klassische Paar: Nicht reden bedeutet nicht, nichts zu sagen

Natürlich gibt es immer noch Familien, wo über diese Dinge gar nicht geredet wird. Meistens sind es dieselben, die sich auch gesellschaftlichen Veränderungen gegenüber skeptisch zeigen, diejenigen, die man als „reaktionär" bezeichnet, denn „früher war alles besser", und früher hat man darüber nicht geredet! Dieses Schweigen ist eigenartig. Warum reden wir über alles, nur nicht über Sexualität? Wenn man es ignoriert und nichts sagt, bedeutet das noch lange nicht, dass man seinen Kindern nicht jede Menge darüber mitgibt.

Ich denke da an die Eltern, die stolz darauf sind, dass sie es geschafft haben, zusammenzubleiben, obwohl sich um sie herum alle haben scheiden lassen. Sie glauben, sie würden ihren Kindern gegenüber das Bild von einem glücklichen Paar abgeben. Hinter dieser schönen Fassade kann das Kind aber einen sehr negativen Eindruck von der Ehe bekommen. Das Kind nimmt genau alles Unausgesprochene wahr, was mit den Blicken, den zärtlichen Gesten, der Körperhaltung oder dem Lachen mitschwingt – oder auch dem Fehlen von all dem. Das sagt viel über das tatsächliche eheliche Leben aus.

Das Kind wächst dann in einer Kultur der Doppelmoral auf, und dann wird es kompliziert. Um zu meinem klassischen Paar zurückzukommen (ein Papa, eine Mama und ihre Kinder): Die Eltern rühmen die Vorzüge der Ehe, und gleichzeitig kommt ihnen der Frust und die Enttäuschung darüber aus allen Poren. Wie verhält man sich angesichts dieser zwiespältigen Erfahrung?

Es ist wohl besser, die Wahrheit zu sagen, auch wenn sie schmerzlich ist. Das erscheint wünschenswerter als diese Doppelmoral, die für das Kind außerordentlich verunsichernd ist. Unbewusst kennt das Kind die Wahrheit. Wenn man darüber spricht, kann es seine eigenen Probleme besser verstehen. So kann das Gespräch befreiend wirken: Das Kind hat sich in seinen Wahrnehmungen nicht getäuscht, sie haben einen echten Grund.

Mehr als Reden über Sex

Wir, die Enkel der sexuellen Revolution, sind (abgesehen von einigen unbelehrbaren Familien) von Eltern erzogen worden, die vor allem eine Lektion gelernt haben: Man muss mit seinem Kind über Sex reden. Tabus sind schlecht! Unsere Eltern haben versucht, es so gut zu machen, wie sie konnten, und die meisten haben dabei einen ganz schönen Reinfall erlebt. Einige haben sich hinter Bemerkungen zur Hygiene versteckt, andere haben versucht, möglichst alles zu sagen und manchmal sogar zu zeigen, um ihre Kinder zu aufzuklären. Diejenigen, die beim klassischen Schweigen geblieben sind, haben nur die Fehler ihrer Eltern wiederholt, die zu den Ereignissen vom Mai 1968 geführt haben, die sie doch verachten. Die gute Nachricht ist, das ist nicht schlimm. Zumindest dann nicht, wenn man seine Verletzungen anderen Menschen anvertrauen kann, um sich von diesem Erbe zu befreien,

Menschen, die über echte Empathiefähigkeit verfügen bzw. das zu ihrem Beruf gemacht haben. Steht nicht schon in der Bibel: „Darum wird ein Mann seinen Vater und seine Mutter verlassen und seiner Frau anhangen, und sie werden ein Fleisch sein." Das macht wirklich Sinn! Allerdings erfordert es trotz allem ein bisschen Anstrengung, um symbolisch seine Eltern zu verlassen. Man kann das nicht alleine schaffen, besonders dann nicht, wenn sie sich einfach so in das Privatleben einmischen.

Unsere Eltern haben sich deshalb so blamiert, weil sie geglaubt haben, dass Sexualerziehung eine Frage des Gesprächs wäre. „Wie soll man mit seinen Kindern über Liebe und Sex reden?", ist eine Frage, die den Experten immer wieder gestellt wird. Diese Spezialisten wissen natürlich besser als die Eltern, was man den Kindern sagen sollte und was lieber nicht. Inzwischen bin ich selbst zu einer solchen Expertin geworden, und ich bemerke mit Erschrecken, welche kindische Erwartungshaltung manche Eltern an den Tag legen: Sie erwarten fertige Rezepte von uns! Sie möchten alles so gut wie möglich machen in ihrem Erziehungsprogramm. Dabei möchten sie das schwierige Thema der Sexualerziehung abhaken können, um sich dann sagen zu können, sie sind „gute Eltern".

Seit Kinder nicht mehr einfach vom Himmel fallen, sondern ein Produkt des „Projekts Eltern" sind, haben Erwachsene die ärgerliche Angewohnheit angenommen, ihre eigenen Ziele auf die Kinder zu projizieren, um sich selbst in ihnen wiederzufinden: „In ihrem Alter war ich auch so!", sagen viele Mütter, wenn sie über ihre Töchter sprechen. Man hat gute Lust, ihnen zuzurufen: „Lasst sie doch mal in Ruhe!", „Hört auf, euch selbst in

euren Kindern zu sehen. Hört auf, euch zu vergleichen!"
Die Jugendlichen bemerken schnell den Narzissmus ihrer
Eltern. Da fällt mir Rebecca ein, die von ihrer Mutter
sagt: „Meine Mutter ist nur deshalb sauer, dass ich einen
Freund habe, weil sie eifersüchtig ist. Sie erträgt es nicht,
dass ich glücklich verliebt bin und sie es mit meinem Vater
so schwer hat."

Die Eltern glauben, sie wissen gut Bescheid über
das Intimleben ihrer Kinder, und Sexualität ist kein
Tabuthema mehr zwischen ihnen. Mit diesem Gefühl des
Einvernehmens sind sie der Überzeugung, die Beziehung
zwischen den Generationen sei besser. Vielleicht ist sie
besser, aber für wen? Können die Kinder sich frei entfalten? Können die Kinder ihre Eltern verlassen, um ihr eigenes Leben zu leben? Welche Haltung die Eltern auch an
den Tag legen, sie wollen vor allem „cool" sein im Umgang
mit ihren Kindern. Autorität, Grenzen setzen, Verbote
und Generationenunterschiede werden abgelehnt. Man
wächst ohne Vater auf, ohne Orientierung, mit Müttern,
die man selbst trösten soll oder um die man sich Sorgen
macht. Unsere Eltern sind so sehr selbstzentriert und um
ihr eigenes Wohlergehen besorgt, dass sie nicht wissen,
was Heranwachsende brauchen, besonders in der Pubertät. Die Rollen haben sich verkehrt: Das Kind ist da, um
die Bedürfnisse der Eltern nach Liebe und Zuneigung zu
befriedigen. Die Eltern verweigern ihre Rolle, denn im
Grunde weigern sie sich zu altern. Deshalb ist das Beste,
was man tun kann, um seinem Kind eine echte Hilfe während der Adoleszenz zu sein, seine Aufgabe als Eltern anzunehmen und sich mit der Endlichkeit des eigenen Daseins
und dem Tod auszusöhnen, um Leben zu ermöglichen.

In Wahrheit ist Sexualerziehung nicht einfach die Summe an Gesprächen. Seit ihrer Geburt vermitteln wir den Kindern eine bestimmte Sichtweise auf Sexualität, manche sagen sogar, schon während der Schwangerschaft. Wie berühre ich das Baby, wie nehme ich es in den Arm, wie füttere ich es, wie ziehe ich es an, bade oder wiege es? Die Art, wie ich körperlich mit meinem Baby umgehe, sagt viel über die Beziehung zu meinem eigenen Körper aus und zum Körper des anderen. Der Körper kommt nicht erst mit Eintritt in die Pubertät mit 12 Jahren ins Spiel. Schon von klein an erlebt das Kind die physische Seite seines Daseins, und es erfährt, wie es körperlich mit anderen in Beziehung treten kann, wie es körperliche Zuneigung empfangen und geben kann.

Jedem seine Aufgabe!
„Schon, aber irgendwann muss man doch mal darüber reden! Wenn ein 4-jähriges Kind masturbiert, was sagt man dann?", fragt eine besorgte Mutter. „Und was denken Sie selbst über Selbstbefriedigung?", frage ich sie. Bevor sie reagieren, sollten Eltern sich immer wieder darüber Gedanken machen, was ein Verhalten des Kindes in ihnen selbst auslöst, damit sie nicht ihre eigenen Gefühle auf das Kind übertragen. Nur so können sie ihr Kind in seinem Erleben begleiten. „Ich glaube, mit 4 Jahren gehört das dazu, wenn das Kind seinen eigenen Körper erforscht", sagt sie und fügt hinzu: „Aber mein Mann hat ihm kräftig auf die Finger geschlagen und hat gesagt: Das ist schmutzig, hör auf!" Sie schien aber nicht sehr überrascht darüber. „Eigentlich ist mein Mann total verklemmt. Als ich gesehen habe, wie er reagiert, habe ich gedacht, das war

wirklich nicht richtig. Eigentlich hat er ganz allgemein eine negative Ansicht über Sexualität."

So haben wir durch das Kind wunderbare Gelegenheiten, unser eigenes Verhältnis zur Sexualität und zur Liebe zu überdenken. Anders gesagt, können wir uns durch unsere Kinder weiterentwickeln und wachsen. Indem wir unsere Kinder begleiten, sind wir eingeladen, unsere Lebensgeschichte, unsere Blockaden, unser Unwohlsein anzuschauen, damit Kinder nicht einen Ballast in Bezug auf ihre Sexualität mit sich herumschleppen, der nicht ihrer ist, sondern unserer. „Eigentlich müsste meine Mutter zu Ihnen kommen! Ich finde, sie hätte das wirklich nötig", sagt Mathilde, 13. Ihre Mutter hat sie zu mir zur Beratung geschickt, um ihr Selbstwertgefühl zu stärken – das des Mädchens oder das der Mutter?

Die Eltern sollen doch aufhören zu glauben, dass man über Liebe und Sexualität so spricht wie die Ärzte, Professoren, Pfarrer oder Satiriker im Fernsehen! Das ist nicht ihr Job. Eltern zu sein bedeutet, sein Kind so zu lieben, dass es uns verlassen kann. Liebe bedeutet nicht, Reden zu halten, Liebe zeigt sich im täglichen Leben. Durch eine zärtliche Geste, eine Hilfeleistung, ein kleines Geschenk, ein aufmunterndes Wort oder gemeinsam verbrachte Zeit lernt das Kind, was es bedeutet zu „lieben". Es kann sein, dass es sich plötzlich öffnet, mitten beim Kartoffelschälen. Oder auf dem Heimweg von einem Spaziergang. Das Kind muss spüren, dass Sie für es da sind und zuhören, damit es Ihnen seine Zweifel und Fragen anvertrauen kann. Es muss spüren, dass es nicht verurteilt wird, dass die Eltern ihm keine Vorhaltungen machen werden. Es will hören, was Sie denken, nicht das, was man zu Ihnen gesagt hat, oder das, von dem Sie denken, dass man so etwas sagen sollte! Aus dieser Vertrauensbeziehung kann seine Identität als Mann oder Frau erwachsen.

Fragen zum Sex sind ein Teil von all dem und höchstens nebensächlich. Darum geht es eigentlich nicht, das ist eine Sackgasse, das sind Details, nicht das Hauptthema. Für das Kind ist es nicht wichtig, dass Sie mit ihm über Liebe reden. Es braucht das Gefühl, geliebt zu werden, die Sicherheit, dass es eine Daseinsberechtigung hat, dass es verdient, respektiert zu werden, dass es eine Würde hat. Aber es muss auch wissen, dass es immer alle Fragen stellen darf, wenn es das möchte. Die Eltern sollten dem nicht vorgreifen. Glücklicherweise ist die sexuelle Dimension in das tägliche familiäre Leben integriert, es ist kein zusätzliches Thema. Beim Kleinkind können die Eltern schon bei der täglichen Pflege die intimen Körperteile benennen. Indem sie benannt werden, existieren sie auch. Das Kind wird feststellen, dass Mama und Papa im selben Bett schlafen oder dass sie getrennt sind. Daraus können sich auch Fragen zum Liebesleben ergeben, und die Eltern brauchen sie einfach nur dann aufzunehmen, wenn sie gestellt werden. Damit Liebe und Zärtlichkeit kein Thema ist, das in einem gesonderten Rahmen erörtert werden muss, sondern integraler Bestandteil des täglichen Lebens sind, müssen die Eltern Zeit mit dem Kind verbringen und mit ihm ihr Leben teilen. Fragen zu Sexualerziehung und Zärtlichkeit sollten von den Eltern nicht als sensibles und besonders zu behandelndes Thema betrachtet werden, sondern als „natürliche" Fragen.

Anmerkungen

Das Dilemma der Sexualaufklärung innerhalb der Familie ist eigentlich ein Dilemma der Sprachlosigkeit in den Familien. Zu betonen ist, dass sich diese als Kommunikationsverweigerung genauso manifestieren kann wie als exhibitionistisches Geplapper. Mangelnde Kommunikation kommt in religiös oder weltanschaulich geprägter Form kaum mehr vor.

Im Tagesgeschäft wird schnell vergessen, dass der Umgang mit Sexualität nur zu einem Bruchteil durch die Vermittlung von Kopfwissen erfolgt, sondern vor allem durch den Umgang innerhalb der Familie. Manche Sexualpädagogen wie Eltern therapieren sich selbst, wenn sie die Vermittlung von sexuellen Praktiken und Verhütungswissen vor das Heranführen der Jugendlichen an die Gemengelage der pubertären Gefühle stellen.

Es erscheint einfacher, Kondome zu verteilen, über exotische Sexualpraktiken zu diskutieren, die aus der Pornografie bekannt sind, eigene Erfahrungen in den Wettbewerb mit den Jugendlichen zu schicken oder moralische Überlegenheit und ostentative Schamlosigkeit zur Schau zu stellen als zu begleiten und sensibel auf die Bedürfnisse der Jüngeren einzugehen. Das bei einigen Pubertierenden durchaus altersgemäße Bedürfnis, mit sexuellem Faktenwissen zu schockieren, wird dann für positives Interesse gehalten, das betretene Schweigen der anderen für zu überwindende Verklemmtheit.

Dabei wird übersehen, dass Liebe und Sexualität nicht nur mit dem Kopf zu tun haben und auch, wie Hargot ausführt, häufig mit der Vernunft im Widerspruch stehen. In diesem Bereich ist nichts einfach nur einfach, sondern wird von jeder Generation völlig neu und zum ersten Mal erfahren. Der Glaube und das Vertrauen in die Fähigkeit, dass das bloße Gespräch die Geheimnisse von Liebe und Sexualität erhellen können, ist reine Hybris. Es ist Hargot zu danken, dass sie als Praktikerin nicht die Augen davor verschließt und die Erwachsenen in die Pflicht nimmt, ihre Kinder zu begleiten, anstatt sich mit Gesprächen und dem

Aufklärungsunterricht aus der Affäre zu stehlen. Es geht um nicht mehr und nicht weniger als das Bild von Männlichkeit und Weiblichkeit, das es fortwährend von einer Generation auf die andere zu vermitteln gilt. Das Genitalwissen macht dabei in der Tat nur einen „kleinen Unterschied" aus.

Eine befreite Frau sein …

„Mama, liest du mir eine Geschichte vor? Nur eine! Bitte!", bettelt an diesem Morgen meine Tochter. Es ist schon 8.25 Uhr, und ich muss mich beeilen, um zur Arbeit zu kommen. Aber sie zieht mich schon in die Leseecke von ihrem Kindergartenraum und lädt ihre kleinen Freunde ein, sich dazuzusetzen, und hält mir ein Buch hin, *Zélie, die schrecklichste Prinzessin*. „Ich liebe dieses Buch, Mama!" Ich kann nicht mehr zurück und fange zur großen Freude der Kinder an zu lesen. „Alle sagen, eines Tages kommt mein Prinz, sagt Prinzessin Zélie. Aber jetzt warte ich schon hundert Jahre! Ich habe keine Lust mehr. Er soll doch bitte schön seine königlichen Beine etwas schneller bewegen", beginnt die Geschichte. Daraufhin erscheint ein jämmerlicher Ritter. Zélie begrüßt ihn und steigt auf das geschmückte Ross. „Wohin geht die Reise, mein Prinz?", fragt sie. „Zu meinem Schloss, mein schönes Kind, mein Zuckerpüppchen, meine Zimtschnecke. Dort hast du dein Zimmer im Schlossturm", antwortet der Prinz. „Aber ich will lieber ausreiten, ausgehen, etwas erkunden und entdecken!", ruft Zélie. „Hier bin ich derjenige, der auf Abenteuerreisen geht", entgegnet ihr Ritter. Entrüstet beschließt Zélie mit der Hilfe ihres Drachens zu fliehen: „Es ist entschieden, ich gehe, der Drache soll mich von hier wegbringen!" Der Prinz ist entsetzt, aber Zélie ruft: „Prinzessin sein, das ist ein Beruf! Wenn man in einem goldenen Käfig eingesperrt ist, kann man vielleicht die Fingernägel anmalen, aber ich will lieber Abenteuer erleben." „Und sie lebten glücklich bis ans Ende ihrer Tage", endet das Märchen. Wer? Zélie und der Drache.

Ich schließe das Buch und betrachte nachdenklich die vor mir sitzenden 5-Jährigen, deren Kopf voll ist mit Träumen über Märchen und Ritter. Zélie ist bestimmt faszinierend. Eine Heldin, halb Madame Bovary und halb Simone de Beauvoir, die, anstatt aus Verzweiflung und Langeweile Selbstmord zu begehen wie Emma Bovary, sich lieber von sozialen Konventionen befreit und ihr Schicksal selbst in die Hand nimmt wie Simone.

Aus dem Ritter hat die Autorin eine wirklich erbärmliche Gestalt gemacht. Der echte Held, derjenige, der die Prinzessin aus ihrem Schicksal als Ehefrau und Mutter befreit, in das der Mann sie einsperren wollte, ist der Drache. Auf der Flucht hat er dem machtlosen Ritter noch kräftig eine reingehauen und damit gleich der gesamten Männerwelt. Außerdem, und ich weiß nicht, ob die Autorin das absichtlich gemacht hat, sieht der Drache sehr nach einem Tier aus. Ich will ja nichts sagen, aber in der biblischen Symbolik ist das immerhin der Chef der Dämonen, der rebellischen Engel, die Verkörperung des Bösen schlecht hin ... der Satan! Nur hier entführt der Drache die Frau anstatt gegen den Sohn und seine Engel Krieg zu führen. Er hat es sogar geschafft (der Böse), den Ritter k.o. zu schlagen, indem er mit Zélie gemeinsame Sache gemacht hat, nur dass der gar kein richtiger Ritter war: „Dein Typ ist ja echt eine Schnarchnase!" Wenn er ein echter Ritter gewesen wäre, also einer, der Zélie zu seinen Abenteuern mitgenommen hätte, dann wäre das ja auch alles gar nicht passiert, oder?

In dieser Geschichte spürt man eine gewisse Rache an all den armseligen Rittern, von denen es in unserer postmodernen Gesellschaft nur so wimmelt, diese Männer, die in ihrer eingeschüchterten Männlichkeit völlig in der Krise sind angesichts der heute massiv zur Schau gestellten Frauenpower. Aber vor allem springt einem die Moral für kleine Mädchen förmlich ins Auge: „Wartet nicht auf die Liebe, entscheidet euch für das Abenteuer." Das ist sehr klischeehaft. Damit wird ein Lebensentwurf dargestellt, der das Glück außerhalb von Ehe und Mutterschaft sieht, als gäbe es da eine fundamentale Gegensätzlichkeit. Aber jetzt läutet die Glocke der Erzieherin, und ich werde gebeten zu gehen. Der Unterricht für die Kinder beginnt.

Liebe geliebte Freiheit
Diese Lektion haben die gebildeten jungen Leute heute verinnerlicht. Inzwischen habe ich mich schon daran gewöhnt, dass sie alle laut anfangen zu lachen, wenn ich sie frage, ob von ihnen schon jemand ein Kind hat. Dabei ist die Frage gar nicht so abwegig. Schließlich geht es in

meinen Kursen doch um Liebe, Sex, Zärtlichkeit und Familienprobleme. „Warum lacht ihr eigentlich? Körperlich seid ihr alle in der Lage Sex zu haben und Kinder zu machen, oder?" Ich frage sie das gerne und tue dabei ein bisschen naiv, weil sie darauf immer sehr heftig reagieren. „Also, wir wären ja wohl nicht hier, wenn wir Kinder hätten", erklärt Quentin. „Wir studieren, damit wir später gute Berufsaussichten haben. Wenn wir jetzt Kinder bekommen würden, das würde unsere ganzen Anstrengungen zunichtemachen." „Jetzt schwanger werden? Dann wäre es zu Ende mit unserem Studium", sagen die Mädchen einstimmig. „Entweder du studierst, oder du kriegst Kinder!" Sie haben eine hervorragende Ausbildung begonnen, sie arbeiten sehr hart und entsprechen so auch den Erwartungen ihrer Eltern. „Ein Kind würde eine berufliche Karriere vollkommen unmöglich machen", sagt Charlotte nüchtern. „Ich habe darauf auch noch gar keine Lust", gibt ihre Nachbarin zu. „Wenn ich mich jetzt um ein Kind kümmern müsste und dafür verantwortlich wäre, dann hätte ich ja selbst keine Freiheit mehr. Ganz ehrlich: Nein, Danke!" Adrian fügt hinzu: „Erst mal sollte man eine Arbeit haben, bevor man daran denkt, Kinder zu kriegen. Ein Kind ist schließlich ganz schön teuer. Und wir sind ja finanziell noch von unseren Eltern abhängig."

Die Diskussion dauert an. Alle reden darüber, wie wichtig es ihnen ist, Karriere zu machen. Das betonen sie immer wieder. Für sie ist Karriere gleichbedeutend mit Freiheit. Ich frage noch einmal: „Was ist für euch denn Freiheit?", und sie sagen einhellig: „Unabhängig sein, machen können, was man will, niemandem etwas schuldig sein." Ziemlich viel später, gegen Ende der Diskussion, hebt Adéline schüchtern die Hand: „Wahrscheinlich haben wir auch deshalb noch keine Kinder, weil wir noch niemanden gefunden haben, mit dem man welche zusammen haben möchte."

Am folgenden Wochenende sehe ich ein Bild vor mir, das diese Diskussion in perfekter Weise anschaulich macht: Mein Mann und seine beiden Schwager, drei Männer Mitte Dreißig, hocken am Nordseestrand meiner Heimat eine Schaufel in der einen Hand, an der anderen Hand jeweils ein Kleinkind. Das Bild hätte wirklich rührend sein können, wenn ich nicht auch den Neid in ihren Augen gesehen hätte, mit dem sie die Kitesurfer im Meer angesehen haben, die gerade wagemutig über die Wellen reiten. Deren Sprünge sind so hoch wie ihr Verdruss: Sie müssen hier am Ufer sitzen und Sandburgen bauen für eine Armee von Kindern, deren größte Freude es ist, mit fast sadistischem Genuss die Burgen gleich nach Fertigstellung immer wieder zu zerstören. Der Surfer ist so nah gewesen. Die Gruppe, zu der sich jetzt die Frauen und Kinder gesellen, lobt das Können und den gelungenen Wellenritt. Ein junger, blonder und gut gebauter Surfer zieht stolz vor der Menge seine Show ab. Diese Leichtigkeit! Diese Kraft! Was für ein Mann! Zum Schluss lässt der junge Mann sein Segel los, um den Damen zu winken und die Kinder zum Träumen zu bringen. Das war der Gnadenstoß, der unsere drei Männer wieder auf den Boden der Tatsachen zurückbringt: Die frech zur Schau gestellte Freiheit des jungen Surfers hat mit Leichtigkeit den Sieg über das Vatersein davon getragen.

Die Freiheit. Vor allem frei sein, wie dieser junge Surfer. Der Herr vergnügt sich, während seine Mutter und seine Freundin an der Bar einen Cocktail schlürfen und dabei Selfies mit ihrem Zwergpudel machen. Sich nicht festlegen, sich nicht binden an wen oder was auch immer aus Angst, damit die Freiheit zu verlieren und womöglich am Ufer zu sitzen und Sandkuchen zu backen.

Meine weiblichen Studentinnen sind Prinzessinnen Zélie. Meine männlichen Studenten haben keinen Funken Ritterlichkeit in ihren Adern, sie träumen davon, coole Surfer zu sein. Und wenn manche junge Frau noch von ihrem tapferen Ritter träumt, so wird ihr die Freiheit, die selbst verdientes Geld verspricht, bald attraktiver erscheinen. Bei den Männern gibt die Freiheit vor allem ihrem Egoismus Auftrieb. Freiheit wird zum erklärten Lebensziel: Man strebt Unabhängigkeit an und löst sich von allen Bindungen, die der Selbstverwirklichung im Wege stehen würden.

Zur Selbstverwirklichung ist allerdings ein Beruf nötig, denn Geld bietet die Möglichkeit, sich „etwas zu gönnen". Durch bezahlte Arbeit gewinnen Frauen in den Augen der Männer finanzielle Unabhängigkeit. Das ist angeblich die Voraussetzung für die Gleichstellung mit den Männern. Denn Geld ist Macht: die Macht das zu tun, was man möchte. Und außerdem gilt für alle, die das Gedankengut der Feministinnen mit der Muttermilch aufgesogen haben: Arbeit ermöglicht nicht nur den Erwerb von materiellen Gütern, durch sie erlangen Frauen einen sozialen Status. Wer nicht arbeitet, tut nichts, besitzt nichts (weder Güter noch Status), er ist ein Nichts. Unser Dasein, unser Platz in der Gesellschaft wird also von den materiellen Gütern determiniert. Seit über 50 Jahren sind wir durchdrungen von einem Feminismus, der sich als Materialismus herausstellt und perfekt zu unserer individualistischen und konsumorientierten Gesellschaft passt. Eine schöne Allianz – unerwartet, aber treffend!

Was machst Du im Leben?
„Und, was machst Du so im Leben?", fragt man, wenn man jemanden kennenlernt. So bei einem Abendessen neulich befragt, antwortet Juliette schüchtern: „Ach, ich mache nichts. Ich kümmere mich um die Kinder", denn so formuliert man das wohl, wenn man keiner bezahlten Tätigkeit nachgeht. „Hausfrau" ist kein Beruf. Im kollektiven Unterbewusstsein ist das der Status einer Frau, die sich für ihre Familie aufopfert, von bürgerlichen Familien, in denen die Frauen von den Ehemännern abhängig sind – das Gegenmodell der feministischen Frau schlechthin. „Hausfrau" sagt nichts aus über die Lebenswirklichkeit und die vielen Aktivitäten derjenigen, die so leben. Das ist sicherlich der Status, der gesellschaftlich am wenigsten wertgeschätzt wird. Das ist schlimmer als arbeitslos zu sein. Um Jemand zu sein, muss man allem, was wirtschaftliche Aktivität behindert, im Namen des beruflichen Erfolgs den Kampf ansagen.

Aus dieser Perspektive stellt ein Kind ein Hindernis dar. Einem Mann, der sich ein Kind wünscht, wird unterstellt, er wolle die Karriere seiner Frau sabotieren. „Wenn man ein Kind hat, ist man nicht mehr so flexibel, und die verantwortungsvollen Positionen werden einem vor der Nase weggeschnappt. Das ist doch bekannt", erklärt mir Emilie, eine meiner Studentinnen. Diejenigen, die auf Kinder verzichten oder es auf später verschieben, kommen auf der Karriereleiter weiter nach oben. Nach der Logik der Konkurrenz betrachten Frauen ein Kind als Hindernis, das ihren Lebensplan durcheinanderbringt.

Schon die Schwangerschaft beeinträchtigt häufig die Arbeitsleistung, denn es können diverse Beschwerden auftreten: von verstärkter Müdigkeit bis zu eingeschränkter Beweglichkeit, Unpässlichkeiten jeglicher Art, manchmal gar vollständige Bettlägerigkeit, Arztbesuche während der Arbeitszeit oder verringerte Konzentrationsfähigkeit. Die Frau vollbringt nebenher noch eine andere Leistung, die im Grunde ihre ganze Kraft fordert: in sich ein neues menschliches Wesen heranwachsen zu lassen. Auch wenn sie nicht schwanger ist, schränkt der Menstruationszyklus ihre Produktivität ein. Müdigkeit, Stimmungsschwankungen oder Menstruationsbeschwerden erinnern Frauen im gebärfähigen Alter immer wieder an die Grenzen ihrer körperlichen Belastbarkeit. Die körperlichen Unterschiede sind ein wesentlicher Grund für die Ungleichheit der Löhne. Diese Unterschiedlichkeit gilt es beseitigen, um dem Ideal der modernen Frau zu entsprechen.

Aufgrund einer solchen Sichtweise auf Kinder und den weiblichen Körper konnte die Pille auf eine so positive Resonanz stoßen und sogar zum Symbol für diesen materialistischen Feminismus werden. Der revolutionäre Charakter dieser Art der Verhütung liegt nicht nur in der versprochenen Wirksamkeit – das zu denken wäre wirklich naiv! Er liegt vielmehr in seiner Fähigkeit begründet, das Innere des weiblichen Körpers zu verändern und dort eine neue Ordnung zu installieren. Indem der Menstruationszyklus außer Kraft gesetzt wurde, sind die Frauen in die

Lage versetzt worden, so zu arbeiten „wie die Männer". Sie haben keinen Eisprung mehr, sie haben keine Regel mehr (die Blutungen werden durch das Absetzen der Hormongabe ausgelöst, das ist alles). In gewisser Weise werden die Frauen, die die Pille einnehmen, in ihrer Jugend in die Menopause versetzt, also in der Zeit, in der die Anforderungen im Beruf am höchsten sind. Ihre körperliche Leistungsfähigkeit und ihre Produktivität werden gesteigert. Die Frauen sind durch ihren Zyklus nicht länger beeinträchtigt, sie laufen nicht mehr Gefahr, schwanger zu werden, also können sie ebenso arbeiten wie Männer. Die Pille erlaubt den Frauen aus freier Entscheidung heraus, ihre Rolle der Gebärerin abzulegen (denn sie nehmen das Medikament ein) und körperlos in den Produktionsprozess einzusteigen oder sich intellektuell oder künstlerisch zu verwirklichen. Die Pille ist ein unerlässliches Hilfsmittel, um die Unterschiede zu überdecken. Männer und Frauen sind nun austauschbar, nur Kompetenzen und Effizienz zählen, die körperlichen Besonderheiten sind unwichtig geworden.

Die Sackgasse
Aber die heilige wirtschaftliche Unabhängigkeit hat ihren Preis. „Ich habe mein Familienleben meiner Arbeit geopfert", „Ich habe meine Liebe geopfert, um erfolgreich zu sein", „Ich habe meine Gesundheit geopfert, um voranzukommen", „Ich habe mein Baby geopfert, um weiterzukommen", so vertrauen es Frauen einander an, wenn sie bei einem Glas Wein zusammensitzen, die Masken fallen lassen und Geheimnisse offenbart werden.

Das Opfer. In der Lebenswirklichkeit der Frauen nimmt es einen zentralen Platz ein. „Ihr habt es doch selbst so gewollt. Also hört endlich auf Trübsal zu blasen und freut euch über eure Freiheit!", ruft irgendwann eine von ihnen und ruft die Gruppe wieder zur Ordnung auf: „Frei sein bedeutet sich zu entscheiden. Und wenn man sich entscheidet, muss man verzichten. Aber wir werden uns bestimmt nicht beschweren. Denn wir haben das Glück, ein Recht auf Abtreibung, auf Arbeit oder auf Scheidung zu haben. Es ist ein Glück, unabhängig zu sein." Und so ist die moderne Frau zum Schweigen verurteilt. Der Schmerz über Verluste, die man während des beruflichen Aufstiegs erlitten hat oder die man gewählt hat, bleibt ungehört. Man sagt „Sie hat Erfolg im Leben", weil sie eine gute, also gut bezahlte Arbeit hat, als würde sich das Leben auf berufliche Aktivitäten beschränken, als wäre Geld das alleinige Maß der Dinge, als wäre Erfolg das Synonym für Glück.

Eine Trennung, die bevorstehende Menopause oder eine Entlassung kann zu einer Lebenskrise führen, und dann stürzt das sorgfältig aufgebaute Kartenhaus ein. Dann kommen Gefühle von Unvollkommenheit, Versagen und Einsamkeit hoch. Die Macht dieser negativen Gefühle und das unterdrückte Bedauern und das verdrängte Unbehagen können, wenn sie nicht auf verständnisvolle Ohren stoßen, als letzter Ausweg in eine Depression führen.

Den Frauen, die sich für die Familie „entschieden" haben und Vollzeit oder auch Teilzeit für ihre Kinder da sind und damit auf eine berufliche Karriere verzichten, ergeht es allerdings nicht unbedingt besser. Täglich sind hunderte sich wiederholende und undankbare Tätigkeiten zu erledigen, Sand aus dem Spielplatz zwischen den Zehen, aus der Form geratene Kleidung, über und über mit Flecken von allen möglichen grässlichen, kindlichen Flüssigkeiten übersät, das Haus ein Chaos, ein Jugendlicher, der einen mühelos aus der Fassung bringt, katastrophale schulische Noten, ein Ehemann, der immer noch nicht nach Hause gekommen ist, ein Kind weint, die anderen zanken – all das sind Situationen, die dieselben Gefühle von Unvollkommenheit, Versagen und Einsamkeit hervorrufen können. Aber wem kann die Mutter sich anvertrauen? Ihren Freundinnen? Die werden in dieselbe Kerbe hauen. „Es war deine Entscheidung", „Du musst dir nur einen Job suchen", „Du hast Glück, du siehst, wie sich deine Kinder entwickeln. Die Frauen, die arbeiten, sehen das nicht". Sich an den Mann wenden? Der äußert sich dazu nicht. An die Kinder? Die werden sich später darüber beschweren, dass sie auch noch die Probleme der Mutter mittragen sollten. Ist es dann besser, sein Abschlusszeugnis, seinen Ehrgeiz und seine Fähigkeiten zu opfern, um ganz für die Kinder und den Mann da zu sein, für das Projekt „Erfolg als Familie" und „Erfolg als Paar" anstatt für „Erfolg im Beruf"?

Die Frauen meiner Generation sind im Zwiespalt. Wir sind darauf konditioniert, auf ein Ziel hin zu leben, das von Prinzessin Zélie. Wir sind dazu erzogen worden, unsere berufliche Zukunft im Blick zu behalten und darauf hinzuarbeiten. Aber wann sind wir dazu ermuntert worden, unsere familiäre Zukunft zu gestalten? Die modernen Verhütungsmittel gaukeln uns vor, wir könnten diese Frage auf später verschieben. Diese zeitliche Entkoppelung birgt Jahre später den Konflikt zwischen der

„aktiven" Frau (so die allgemein übliche Formulierung) und der Mutter, zwischen beruflichen Verpflichtungen und den Bedürfnissen der Familie. Die Schwierigkeit, diese unterschiedlichen Anforderungen miteinander in Einklang zu bringen, liegt vor allem darin, die verschiedenen Wünsche der Frauen auf einen Nenner zu bringen.

Ein Ausweg kann nur dann gefunden werden, wenn berufliche Entwicklung und familiäres Engagement in Einklang gebracht werden können. Aber wie kann das gelingen, wenn erzieherische Leistungen und häusliche Arbeit keine Anerkennung erfahren? Wie kann das gelingen, wenn Frau und Mutter in Gegensatz gestellt werden, obwohl es sich durchaus um ein und dieselbe Person handeln kann? Diese Vorstellung von Freiheit führt zu einem inneren Zwiespalt, der eine akribische Zeitplanung erfordert: Das zehrt!

Frei, um alles zu wählen
Wir sind die Erbinnen eines Feminismus, der sich heute gegen die Frauen selbst richtet, denn anstatt die patriarchalischen Strukturen zu verändern, hat er sich diesen vollständig unterworfen und fordert die Frauen auf, ihre eigenen Körper an die gesellschaftlichen Normen anzupassen. Die öffentlichen Institutionen stehen nun tatsächlich für die Frauen offen. Aber ihre Funktionsweisen haben sie nicht geändert. Es sind die Frauen, die sich an die Männerwelt anpassen müssen, eine Welt, die von Männern regiert wird und die für Männer gedacht ist. Um die feministischen Ziele zu erreichen, gibt es da eine andere Lösung als vorübergehend zu einer Unterscheidung der Geschlechter zurückzukehren, also zurück zu der

Fähigkeit, Kinder zu gebären, denn diese legt ja auch die Grenzen fest?

Ein echter Dienst an der Sache der Frauen müsste doch darin bestehen, die Strukturen in den Unternehmen und öffentlichen Institutionen zu verändern, von der Bewerberauswahl bis zur Gestaltung der Arbeitszeit. Frauen sollten vielfältige Möglichkeiten zur beruflichen Entwicklung bekommen, die nicht nur im geraden und steilen Aufstieg bestehen, damit der Beruf an die unterschiedlichen Anforderungen im Leben einer Frau angepasst werden könnte. Damit könnte der Isolierung derjenigen, die sich den ganzen Tag mit der Kindererziehung beschäftigen, entgegengewirkt werden, und gleichzeitig würden Fähigkeiten eine neue Wertschätzung erfahren, die bei der häuslichen Tätigkeit erworben werden. Ein echter Dienst an der Sache der Frauen würde auch darin bestehen, Dingen neue Wertschätzung entgegenzubringen, die nicht unbedingt nach den Maßen von Effizienz, Leistung und Produktivität bewertet werden können, also Fragen, die sich mit Beziehungen, Achtsamkeit und Pflege befassen, also all diesen Dingen, die für die Menschheit und die Menschlichkeit unerlässlich sind.

Warum sind wir gezwungen, uns zu entscheiden? Warum können wir nicht alles leben? Müssen wir Frauen dafür bezahlen, dass unsere Gesellschaft unfähig zu wirklicher Veränderung ist?

Warum schreiben wir die Geschichte von der Prinzessin Zélie nicht um und stellen uns vor, dass sie mit ihrem Ritter das Abenteuer teilt und mit ihm gemeinsam und jeder auf seine eigene Weise gegen den Drachen kämpft, damit das trostlose Schloss vom Lachen der Kinder durchdrungen wird? Gibt es nicht noch einen dritten Weg zwischen dem goldenen Käfig und dem Gefängnis ihrer Drachen-Freiheit? Das ist der Weg, den ich mir für mich wünsche und den ich für meine Tochter öffnen möchte.

Anmerkungen

Wer ist eigentlich die Chimäre der Emanzipation? Oder anders gefragt: Wovon muss sich eine emanzipierte, d. h. eine befreite Frau befreit haben, um wirklich eine emanzipierte, d. h. befreite Frau zu sein? Die Frage ließe sich ergänzen durch die Zusätze: Wie lange muss dieser Befreiungsprozess voranschreiten? Wann ist er abgeschlossen? Und wer sind die Gewinner dieses Prozesses? Es spricht nicht für unsere Diskussionskultur, dass es zahlreiche Tabus gibt, die nicht hinterfragt werden dürfen, will man sich nicht dem Vorwurf aussetzen, ein ewig Gestriger zu sein, der einem idyllischen Zustand der Geschlechterungleichheit nachtrauert, den es so außerhalb des großbürgerlichen Milieus sowieso nie gegeben hat. Weder Bauern- noch Handwerkerfamilien konnten es sich leisten, dass die Frau „nur Hausfrau" war und den Adel hat eine solche Frage sowieso nicht interessiert.

Es stellt sich freilich heraus, dass der Elefant im Raum heute ausgerechnet das sog. neoliberale Wirtschaftssystem ist, das seit dem Zusammenbruch der kommunistischen Staaten der größte Profiteur der Emanzipation geworden ist. Konnte man sich im Ostblock noch der Illusion hingeben, dem Staatswohl zu dienen, wenn man auch als Frau seinen Mann im Beruf stand, gilt heute die weitaus banalere Gleichung, dass nur selbst verdientes Geld die Freiheit des Konsums ermöglicht.

Allerdings wird nicht nur in Frauenzeitschriften als Befreiung verkauft, was alternativlos ist: In den wenigsten Familien würde ein einziges Einkommen zum Lebensunterhalt reichen, und selbst wenn beide verdienen, reicht es nur dann, wenn beide eine mehrjährige Ausbildung absolviert haben. Entsprechend gilt es als fragwürdig, zu früh

Kinder zu bekommen, und als unmodern, sie nicht möglichst früh dem staatlichen Aufbewahrungssystem zu überlassen.

Bedauerlicherweise wird diese geschlossene Argumentation zu selten hinterfragt. Was spricht dagegen, Familie nicht so sehr als Last, sondern als Option für ein gelungenes Leben jenseits des Seligmachungsanspruchs der Erwerbsarbeit zu betrachten?

Bisher sieht es nicht so aus, dass diese Gefahr bestünde. Hieß es früher „Stadtluft mach frei", weil man damit der sozialen Kontrolle durch die dörfliche Gemeinschaft und der wirtschaftlichen Ausbeutung durch den Feudalherrn entkam, hat diese Rolle heute die berufliche Karriere übernommen. Im Zweifelsfall wird eher die Abhängigkeit von einem Arbeitgeber als von der eigenen Familie gewählt.

Emanzipation ist damit die Befreiung aus der Abhängigkeit von einem privaten Umfeld. Sie ist abhängig von ganz bestimmten gesellschaftlichen und ökonomischen Umständen, die weniger romantisch und ideell als vielmehr zweckgebunden sind. Viel Freiheit für das Individuum und für seine Liebe und Sexualität bleibt dabei nicht übrig.

Schlusswort

„Mama, bist du endlich fertig mit deinem Buch?", fragt meine Tochter, klettert auf meinen Schoß und nimmt mir die Sicht auf meinen Bildschirm. „Gleich, mein Schatz! Und danach habe ich Ferien und bin nur für euch da, versprochen", habe ich geantwortet und gehofft, dass sie wieder spielen geht. Ich atme einmal tief durch und versuche, mich wieder auf meine Arbeit zu konzentrieren, doch da höre ich eine Stimme vom anderen Ende des Hauses: „Mama, weißt du wo meine Jacke ist?" Das ist der Jüngste: „Es regnet draußen." Das ist ja klar, wir sind übers Wochenende in die Ardennen gefahren. „Warum habe ich eigentlich eine Belgierin heiraten müssen? Hättest du nicht Spanierin sein können?" Das ist mein Mann. Obwohl wir schon einige Jahre verheiratet sind, begeistert er sich immer noch nicht für diesen Sprühregen, der für das flache Land meiner Heimat typisch ist – sehr seltsam. Ich tue so, als würde ich nichts hören, und ein kurzer Blick auf die Standuhr meines Großvaters bestätigt mir, dass ich mich beeilen muss. „Mist, es ist schon fast Mittag!" In einer Viertelstunde wollen die Kinder Mittagessen. „Mama, was gibt's heute?" Zu spät. Da sind sie schon, alle drei, völlig durchnässt, wunderbare und unglaublich tolle Kinder. Ich strecke die Waffen.

Ich war schon immer neugierig zu sehen, wie diejenigen, die über Erziehung, über Paar- und Sexualtherapie reden, eigentlich ihr eigenes Leben leben. Welche Erfahrungen machen sie? Was sind ihre Beweggründe und ihre Ziele? Leben sie, was sie predigen? „Man muss nicht alles selbst erlebt haben, um darüber sprechen zu können", erklärten mir schon früher meine Professoren, entsetzt über meine Anfälle von Voyeurismus. Mich hat dieses Argument nie wirklich überzeugt, obwohl ich es natürlich gut verstehen kann. Oh, ich bin wirklich eifersüchtig auf diejenigen, die Abhandlungen über Erziehung schreiben können, ohne selbst Kinder zu haben, auf diejenigen, die über Paarprobleme reden und selbst alleinstehend bleiben, auf diejenigen, die uns erklären, wie wir unsere Sexualität leben sollen und selbst keine körperliche Liebe kennen. Wie einfach muss ihr Leben sein! Wie beruhigend! Abgesehen davon, dass sie unglaublich viel Zeit zum Schreiben haben, brauchen sie sich nicht dem *reality check* auszusetzen. Ihr Leben muss noch nicht einmal dem, was sie schreiben, entsprechen. Was für ein Luxus! Dieses Privileg hatte ich nie. Schon während meines Philosophiestudiums habe ich gleichzeitig mein Neugeborenes gestillt und in der Vorlesung mitgeschrieben. Schon seit zehn Jahren, also schon ein Drittel meines Lebens, bestimmt das Muttersein den Zeitplan meiner Arbeit und umgekehrt.

Während meine Kinder auf der Türschwelle stehen, betrachte ich sie neu. Sie, die Enkelkinder der sexuellen Revolution. Nach allem, was ich bisher geschrieben habe, was wünsche ich mir für sie?

Ich weiß! Man soll sie bloß mit Sex in Ruhe lassen! „Für einen Sexologen ist das ja jetzt wirklich … der Gipfel, oder?", meint mein Mann. „Und dann noch von dir …" Das stimmt, aber es ist auch symptomatisch. Nach meiner Ausbildung in Sexualwissenschaften habe ich mich auf die Sexualpädagogik gestürzt: Wenn man schon über Sex redet, dann bitte auch in angemessener Weise! Dann war es nur natürlich, dass ich auch eine Praxis eröffnete: Da die Leute ein erfüllendes Liebes- und Sexualleben zur Bedingung für ihr Glück machen, ist es gut, sie in ihren Erfahrungen zu begleiten. Aber ich habe sehr schnell wahrgenommen, dass es über das Reden über Sexualität hinaus ein sehr viel tiefer gehendes und existenzielles Fragen gibt: Wer bin ich? Bin ich liebenswert? Bin ich all den Anforderungen gewachsen? Was ist der Sinn meines Lebens?

Und so kehre ich zurück zu meiner ersten großen Liebe, der Philosophie. In unserer ultrasexualisierten Gesellschaft wird Sex sowohl benutzt, um einen Joghurt zu verkaufen, als auch als Antwort auf unsere existenziellen Fragen. Das bietet eine wunderbare Gelegenheit für Fragestellungen, die jeden Menschen im Innersten angehen.

Wenn man sich traut, sich den echten Fragen von Kindern und Jugendlichen zu stellen, muss man sie zuerst für sich selbst beantwortet haben. Leider ist es eine Tatsache, dass die vorangehende Generation alles getan hat, um das zu vermeiden. Unsere Eltern und Großeltern haben sich vor diesen grundsätzlichen Identitätsfragen gedrückt und sich hinter allgemeinen Fragen zur Körperhygiene verschanzt. Wir sind groß geworden in einer Umgebung, in der ein Klima der Angst verbreitet wurde: Die Angst vor sexuell übertragbaren Krankheiten oder dem unerwünschten Kind wurden als Bedrohung für unser Wohlergehen dargestellt. Aber im Grunde waren das Vermeidungsstrategien. Wir haben also nicht nur die Sorgen unserer Eltern geerbt, sondern auch ihre Unfähigkeit, die Grenzen des Lebens anzuerkennen.

Unsere Generation braucht wahrhaftig nicht noch mehr Informationen über Sex: Wir sind schon völlig saturiert. Die moralischen Appelle, die von Informationen zu Gesundheit und Hygiene abgelöst wurden, sind beide am Wesentlichen vorbeigegangen und haben ihr Ziel verfehlt. Wenn man ein Teenager ist, stellt man sich nicht die Frage, ob Abtreibung ein Segen oder ein Fluch ist oder wie man ein Kondom verwendet. Es geht in dieser Phase um die Entwicklung der Persönlichkeit, um die Frage nach der eigenen Identität. Diese unangemessenen Appelle und Ratschläge haben uns in unserer Persönlichkeitsentwicklung derart behindert, dass heute viele Erwachsene immer noch in Problemen verstrickt sind, die eigentlich in der Adoleszenz hätten geklärt werden sollen. Es gibt eine Chronologie, an die man sich halten sollte: eine Zeit für alles. Die menschliche Bildung steht an erster Stelle. Sexualerziehung sollte in erster Linie als Erziehung von menschlichen Individuen gesehen werden, die mithilfe von Workshops und Beratungsgesprächen durchgeführt wird. Man sollte seinen

Körper kennenlernen, lernen, seine Gefühle wahrzunehmen und mit ihnen umzugehen, ein gesundes Selbstwertgefühl und Selbstvertrauen entwickeln, lernen, sich zu äußern und mit anderen zu kommunizieren. Man sollte sein familiäres Erbe wahrnehmen und Distanz dazu entwickeln, unterscheiden lernen, um seine Gaben entfalten zu können, seine Lebensaufgabe finden, seine Berufung, eine Antwort finden auf die Fragen „Warum bin ich auf der Welt? Wie möchte ich meinen Teil zum Wohl der Welt beitragen und so einen Sinn für mein Leben finden?". Also man selbst werden, um mit anderen in Beziehung treten zu können. Diese Lernziele können in den Lehrplan Eingang finden. In Amerika gibt es erste Versuche in dieser Richtung mit ihrem *„Social Emotional Lerning (SEL)"*. Als ich in New York gelebt habe, hatten meine Kinder von der Grundschule an eine wöchentliche Schulstunde, in der es darum ging, sich selbst kennenzulernen und um ein gutes Miteinander zu entwickeln. Das erscheint mir in unserer heutigen Welt eine ausgesprochen sinnvolle Initiative, auch wenn man die Frage stellen kann, ob es sinnvoll ist, sich mit diesen Dingen in der Schule zu befassen. Wenn man allerdings möchte, dass die Kinder korrekt lesen und schreiben lernen, dann sollten sie nicht durch Gefühle oder Beziehungs- und Sexualfragen behindert und belastet sein. Denn das ist bei einem Großteil der Kinder und Jugendlichen der Fall. Im September 2013 habe ich damit begonnen, das amerikanische Konzept in einer französischen Schule einzuführen. Diese Schule ist allerdings sehr typisch französisch. Aber vielleicht folgen ja schon bald andere Institute diesem Beispiel, wer weiß? Es hängt nur von Ihnen ab.

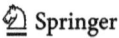 springer.com

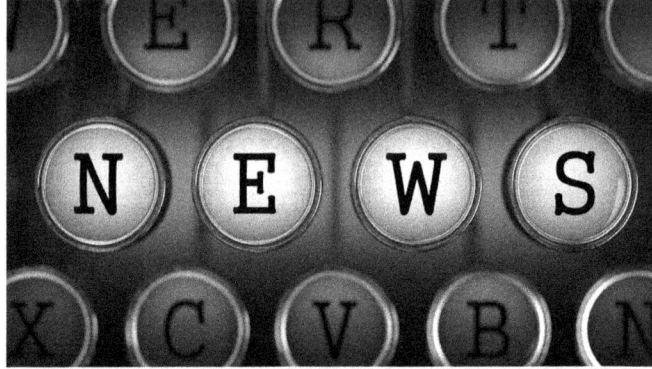

Willkommen zu den Springer Alerts

Jetzt anmelden!

- Unser Neuerscheinungs-Service für Sie:
  aktuell *** kostenlos *** passgenau *** flexibel

Springer veröffentlicht mehr als 5.500 wissenschaftliche Bücher jährlich in gedruckter Form. Mehr als 2.200 englischsprachige Zeitschriften und mehr als 120.000 eBooks und Referenzwerke sind auf unserer Online Plattform SpringerLink verfügbar. Seit seiner Gründung 1842 arbeitet Springer weltweit mit den hervorragendsten und anerkanntesten Wissenschaftlern zusammen, eine Partnerschaft, die auf Offenheit und gegenseitigem Vertrauen beruht.

Die SpringerAlerts sind der beste Weg, um über Neuentwicklungen im eigenen Fachgebiet auf dem Laufenden zu sein. Sie sind der/die Erste, der/die über neu erschienene Bücher informiert ist oder das Inhaltsverzeichnis des neuesten Zeitschriftenheftes erhält. Unser Service ist kostenlos, schnell und vor allem flexibel. Passen Sie die SpringerAlerts genau an Ihre Interessen und Ihren Bedarf an, um nur diejenigen Information zu erhalten, die Sie wirklich benötigen.

Mehr Infos unter: springer.com/alert

GPSR Compliance
The European Union's (EU) General Product Safety Regulation (GPSR) is a set of rules that requires consumer products to be safe and our obligations to ensure this.

If you have any concerns about our products, you can contact us on

ProductSafety@springernature.com

In case Publisher is established outside the EU, the EU authorized representative is:

Springer Nature Customer Service Center GmbH
Europaplatz 3
69115 Heidelberg, Germany

www.ingramcontent.com/pod-product-compliance
Lightning Source LLC
LaVergne TN
LVHW010257260326
834688LV00044B/1335